幫大腦重開機！

終結工作沒效率做事愛拖延的16個關鍵習慣

黑川伊保子／著
鄭翠婷／譯

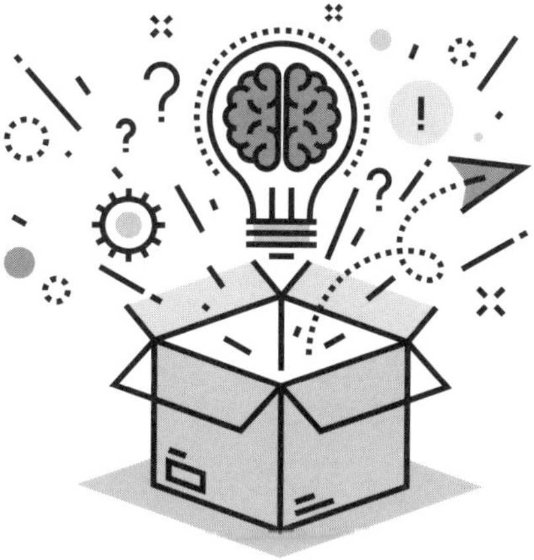

前言

表現不好不是你的錯

為什麼只有我這麼不順利？

無論做任何事，表現都乏善可陳。
感覺人生像一條漫長的下坡路。
缺乏直覺能力。
記憶力不佳。
說不出機智幽默的話。
最近異性緣很差。
「主角」永遠是我以外的某個人。
遇不到好男人（女人）。
最近這陣子，都沒有感受到興奮雀躍的心情。

（如果是學生的話）
成績沒進步。
提不起幹勁。
身高長不高。
在班上不受歡迎。
上課時好倦怠。

……反正我就是沒用。

如果你有這種感覺，代表**你並沒有百分百徹底運用自己的大腦**。

為我們帶來運勢的是充沛的好奇心、從不消退的熱情、沉穩的感動力、豐富的創造力、觸類旁通的記憶力，以及帶來善緣的直覺力。如果一個人的大腦具備這些力量，那就任何事都辦得到，任何地方都去得了。就算外表略微遜色，渾身還是會散發魅力。

反過來說，如果一個人的大腦缺乏這些力量，便會感到容易疲倦、心中無法產生興奮雀躍之情、腦中沒有好點子湧現、無法打開新局。各方面的表現都乏善可陳、不受異性歡迎，這都是大腦缺乏力量的結果。

你是否認為這些大腦的力量是所謂的意志力，也就是靠努力發揮出來的？

而且還認為有些人天生就具備那種意志力，有些人則否？或者以為這種意志力會隨著年齡增長而漸漸衰退？

事實並非如此。

大腦的力量並非靠意志力產生的，而是由數種荷爾蒙引發的真正功能。也就是說，只要分泌出這些荷爾蒙，就能保持強韌的意志力。只要改變生活習慣，無論從幾歲開始都能增加這些荷爾蒙的分泌量。

在腦內分泌的荷爾蒙中，有讓人產生好奇心的荷爾蒙、保持熱情的荷爾蒙、創造沉穩感動力的荷爾蒙，也有幫助鞏固記憶力的荷爾蒙。

當大腦分泌出這些荷爾蒙時，好奇心就會源源不斷地湧現。早上起床之後，便會感覺今天將有好事發生。即使沒人稱讚自己也不會感到氣餒，熱情更是完全不會消退。

相反的，**要是大腦不易分泌出這些荷爾蒙，那麼不努力打起精神的話就很難活下去**。那是因為既然好奇心不會自然湧現，就會不知道該朝什麼方向努力才好。因此變得只能仰賴他人的價值觀，拿旁人眼中的「模範生」形象當成自己的人生目標（成績好、賺大錢、身材瘦、看起來年輕、對人和善等等），也就因此變得一直活在別人的眼光中。

像這樣依循他人的價值觀而努力，是無法活出自己的人生價值的。這種人會因為自己無法成為別人眼中的「模範生」而感到受傷，如果沒有得到他人的讚美、感激或安慰，情緒就會低落。

明明很努力卻還是表現不好、周遭的人也不體諒自己、已經沒辦法再努力下去了……如果你有這種感受的話，完全是因為大腦功能低落的緣故。

問題就出在我們的大腦。而且還是所謂的感性領域（潛意識領域）。就算思考「要怎麼做才能凡事一帆風順？」、「要怎麼做才能得到他人的認同？」**光是這樣想，並無濟於事。這是無法靠努力解決的事情。**

拿起這本書的你，想必一定非常努力。而且多半努力過頭了。

別再為此絞盡腦汁煩惱了。明明只要分泌出荷爾蒙，大腦就會順利運作，如果不知道使荷爾蒙產生的方法，卻一個勁地想讓大腦高速運轉，根本毫無意義。可是，不知道「大腦使用方式」的人實在太多了。

這也無可奈何，因為沒有人教導過我們這些事。

這一方面是受到時代的影響。以前既沒有深夜接觸太多會妨礙荷爾蒙分泌的手機，也沒有什麼機會吃到會破壞荷爾蒙生成的營養素的甜食，生活中沒有對腦部健康有害的因子。以前就算一無所知也能過著對大腦有益的生活，可是現在若缺乏知識就很難做到。

家長與學校之所以沒教導孩子「對大腦及身體有益的生活方式」，是因為他們並不知道。讓國中男生拿手機、喝汽水，馬上就會使他們的身高停止成長。然而，不知道這些事的父母，便在不知不覺間把「毒藥」交給了孩子。

沒錯，可怕的是，**二十一世紀是一個在生活中會逐漸喪失好奇心與熱情，無論工作或戀愛都陷於赤貧的時代。**

所以，覺得無論做什麼，表現都乏善可陳，感覺人生正在走下坡的你沒有任何過錯。但是，想要脫離這種狀況需要你本身的智慧，那就是瞭解「大腦的使用方式」並採取行動。

本書正是用來幫助你的大腦脫離這種每況愈下狀態的生活指南。

總之，就算是當作上當也好，希望你先試著執行本書所寫的內容七天。相信你一定會察覺到自己有了某些改變。

在進行重要的簡報前、告白或是求婚前，為了維護大腦所設計的七天計畫一定能助你一臂之力。

至於想改變性格或是使成績大幅進步的人，則需要多花一點時間。請務必試著用四十九天的時間持續重複這個七天計畫七次。

以漫長的人生歲月來看，維護大腦的七天計畫與幫大腦重開機的四十九天計畫，都只是短暫的片刻。

當然，希望能夠持續執行計畫的人就一直繼續下去。當然，沒有每天照做也無妨（若以完美為目標，只要接連幾天做不到就會放棄）。訣竅是做得到的時候去做，保持彈性並持之以恆。

CONTENTS

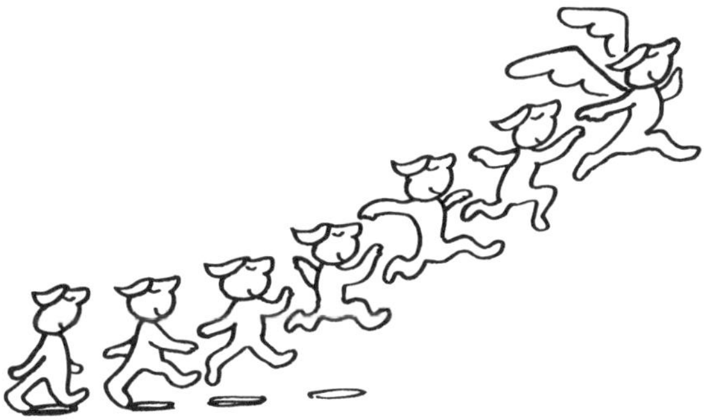

第1章
大腦的使用說明書

首先，來認識哪些事對大腦有益及有害

在具體談論使腦部活化的生活習慣之前，首先我想闡述使用大腦的基本方式。

基本概念很簡單。

不做對大腦有害的事，做對大腦有益的事，僅是如此而已。

在本章節中，我將談論對大腦有益及有害的基本事項。然後以此為基礎，在第2章談論具體的生活方式，即所謂的七天計畫。

大腦的使用說明書①
大腦會受到光線強弱的控制而分泌荷爾蒙

■大腦會受到光線的控制

一開始希望大家能夠理解，我們的大腦是在長達數萬年的日夜強弱光線中逐步進化而來的。

因此，我們的大腦會隨著照射在視網膜（眼睛）上的光線強弱來切換模式。

當照射在視網膜上的光線消失後，大腦就會停止「感知與思考的活動」而入睡，取而代之，則會進入加速新陳代謝與知識構築的模式。

當照射在視網膜上的光線由暗轉明時，大腦便會分泌「幹勁」荷爾蒙，進入活動模式。

大腦有些活動只能在黑暗中進行，有些活動只能在（由暗轉明的）白天進行。兩者都是掌握腦部活化關鍵的重要因素。

給予視網膜黑暗與光明的交替刺激，是讓大腦活躍的基本條件。既然我們是生活在地球這顆星球上的生物，就無法脫離這個規律。

所以，我要說的第一件對大腦有益的事，就是「早睡早起」。

■我們終究無法違抗太陽

早睡早起。

各位或許會覺得從小就被這樣耳提面命，早就聽煩了這句話，不過，「早睡早起」的孩子在性格和成績上的確都很優秀。在那些憑藉出眾的才華而大為活躍的人當中，表示自己「除了偶爾會過夜生活之外，平常到了晚上十一點左右就會產生睡意。早上醒來神清氣爽」的人占壓倒性多數。大家最好還是接受「早睡早起對大腦有益」的事實。

「我上的是夜班，這樣就沒辦法實行七天計畫了嗎？」對此感到失望的人請放心。上夜班工作的你對世界也是有貢獻的，如果這麼快就下結論，未免太過可惜了。

就算是人工光線，只要生理時鐘適應之後，也能保持一定的品質。

因為工作關係日夜顛倒的人，只要好好運用窗簾等工具，便可製造出光線的明暗強弱。

盡可能定時就寢，定時起床。只要過著規律的生活就能調整生理時鐘，大腦也會隨之運轉。

不過，在休長假的時候，希望各位當成是復健，試著配合日出日落的時間早睡早起。

從事需要輪班的工作，無法「每天定時執行」的人也請放心，大腦可以因應數種睡眠型態。

兩班制會形成兩種睡眠型態，如果這兩種型態再加上假日的另一種型態，大腦還應付得來。

需要在夜間工作的人，也不要一聽到「早睡早起，規律生活」就放棄了。即使日夜顛倒、睡眠時段有兩到三種型態，只要重複遵守這些型態就沒問題。我只是希望大家不要經常熬夜，過著不規律的生活（而且還加上手機等光線刺激）。

順便一提，**體力勞動者（在工作時間結束後，身體會感到疲勞的人）較能適應日夜顛倒的作息**。大概是因為身體的疲勞會誘發睡意。護理師、卡車司機、消防員……這些在崗位上努力的人，他們的大腦都很強。

相反的，沒什麼活動身體，靠腦力工作的人還真可憐。在下班之後，或許稍微運動一下比較好。

然而，明明不需要在夜間工作的人，一旦被人要求「早睡早起」就生氣，這樣的人還真不少。是因為對學校老師及父母表現出反抗心態嗎？我曾多次聽到別人對我說，「世界上有些人不必早睡早起，也一樣精力充沛」。

我對這種人並沒有抱持著反感。如果就此對人生心滿意足，那不是很好嗎？放縱地通宵熬夜、泡在社群網站上、喝酒或吃甜食，如果這樣就對生活感到心滿意足，那這種大腦本來就非常優秀。既然大腦神經迴路的功能減半也覺得「這樣就很滿足了」，我的感想則是「喔~那可真了不起！」

不過即使是這種人，我也希望他們嘗試一次七天計畫。頭腦變得清醒的感覺，應該會讓人大吃一驚。我們終究無法違抗太陽，這是真的。

■頭腦清醒真的就幸福嗎？

不過，如果只是想待在穩定的企業及家庭中，在不被挨罵的情況下完成例行公事，過著既不突出也不必背負責任的生活，那麼讓大腦不那麼靈光或許比較幸福。因為當頭腦清醒、大腦變得敏銳之後，便會感到一天很漫長。

這麼一來恐怕無法忍受無聊的生活。

究竟是頭腦清醒更幸福？還是頭腦不靈光更幸福？這只有當事人才知道。因此由當事人來選擇即可。

我談論的雖然是對大腦有益的事，但我絕不會說「非這樣做不可」。因為我並不認為「清醒並具備卓越的想像力，做出許多成果又受到異性歡迎」的腦，優於「不夠靈光，毫無疑問地按照他人的吩咐做事，安穩度日」的腦。

兩種大腦都很好。想必某些事物是只有後者才能看見，也有些事物是後者的大腦才辦得到的。兩者並無高下之分。

不過，如果自覺頭腦不靈光是負面狀況，那就另當別論。

頭腦不靈光是大腦的個性。當事人若覺得幸福，那就並非不好的腦。但如果為此對自己的人生產生不滿，很遺憾的，那就是「不長進的腦」。

自己的大腦無法以理想的水準運作……有這種狀況的人別再囉嗦了，馬上改成早睡早起的生活型態吧！

■大腦在黑暗中進行的事

我再詳加描述一下大腦在黑暗中進行的事吧。

有一些荷爾蒙，只有在沒有光線照射視網膜時才會分泌。

當光線不再進入眼睛後，視神經就不會感受到壓力。這麼一來，位於眼球深處的下視丘與腦下垂體這些荷爾蒙分泌的中樞司令塔就會開始運作。有些荷爾蒙在這個時段的分泌最為旺盛，而在其他時間分泌的荷爾蒙也會在此時段預做準備。

可以幫助大腦從今天得到的經驗建構出知識與感知能力，並促使其定著在大腦神經迴路上的褪黑激素、促進皮膚與骨骼新陳代謝的生長激素就屬於這些荷爾蒙。**在夜晚的黑暗中，我們的頭腦漸漸變好、肌膚變得光滑、身高也跟著抽高。**

大腦的使用說明書②

大腦會在睡眠期間進化

■建立明天的感知能力的荷爾蒙

其中，褪黑激素對大腦而言十分重要。褪黑激素這種荷爾蒙能為大腦帶來優質的睡眠，將大腦變成知識工廠。

我們的大腦在睡眠中會一再重現白天的經驗並徹底調查，從中擷取出知識與感知能力，使其定著在大腦神經迴路上。

舉例來說，一個練足球的少年學會了之前一直不會的盤球技巧。在他清醒時，那只不過是單純的肌肉記憶，然而在睡眠中，大腦會不斷重現練習場面進行確認，並與過去其他的技巧相互比較，找出共通之處，將其昇華為運動感知能力。像這樣將資訊確實地寫入腦的運動控制領域，使其穩固下來。

當然，在課堂上學到的知識也一樣，溝通感知能力及語言感知能力也同樣是在睡夢中逐步進化。

進行會確實分泌褪黑激素的優質睡眠，對於明天的記憶力及想像力、感知能力有很大的助益。

無論白天多麼努力用功讀書或練習，如果睡得不好，知識在腦中的定著程度也會不夠穩固。記憶力、想像力與感知能力也很可能因而欠佳。

■睡眠的白金時間

經研究證實，這種荷爾蒙具有時間依賴性。換句話說，就算同樣在黑暗的環境中，褪黑激素也有特別容易分泌的時段。那就是凌晨十二點的前後兩小時（共四個小時），從晚間十點到凌晨兩點之間，稱作睡眠的黃金時間。

話雖如此，要現代的成年人在晚上十點待在黑暗的環境中相當困難，因此本書將特別能提升效果的後半時段（凌晨十二點到兩點）稱為荷爾蒙分泌的白金時間。

就算同樣是黑暗的環境，但從凌晨十二點到兩點的黑暗環境，價值千

金。以凌晨十二點為標準，確保這段「午夜的黑暗時間」，對大腦來說十分重要。

我會盡量在這個時間之前，讓神經從過度的壓力中解放。

我個人在晚上十一點過後就不再講電話與看手機。講電話時，聲音會在頭蓋骨內迴響，這會促使交感神經興奮並居於主導地位，因而妨礙睡眠。手機及平板電腦等攜帶式電子產品會導致視神經過度緊張，即使在黑暗中躺下後，也遲遲無法消除視神經的壓力。

■打造美人的時間、打造男子漢的時間

掌管新陳代謝的生長激素，也在同一時間進入分泌最旺盛的時段。

青春期的孩子是否在睡夢中度過午夜，不僅會影響學業成績，對於身高發展也會產生影響。

統稱為生長激素的荷爾蒙並非只在成長期分泌。這些荷爾蒙終其一生都會分泌，促使我們的細胞新陳代謝，在夜晚打造出光滑的肌膚、柔韌的肌肉與骨骼。在印度傳統醫學阿育吠陀（參照九十一頁）中，將午夜的這四個小

時視為促進新陳代謝的「美人時間」。

午夜的黑暗環境，對於生殖激素也有很大的影響。

讓男性性功能正常發揮的睪固酮，據說分泌條件是在黑暗的環境下入睡，隨著太陽升起而醒來，並在一天結束時感到身體疲倦。偶爾感受到肉體與精神上的強烈壓力，也有助於睪固酮的分泌。

提升男性戀愛力的睪固酮是在下半身分泌，據說是對精神作用力最強的荷爾蒙，它會激發獨占慾及所有權意識，誘發產生好奇心與幹勁的腦內荷爾蒙多巴胺分泌。也就是說，這是男性在奮戰時所需的重要荷爾蒙。

如果在半夜玩手機，這種荷爾蒙也會變得難以分泌。

無論男女，只要是以延緩衰老為目標，午夜都是一個不容忽視的時段。

■朝陽的效果

也有些荷爾蒙會在陽光照射到視網膜上時分泌。那就是可以讓大腦從睡夢中清醒，為我們一整天帶來踏實成就感的血清素。

由於地球是由西向東快速自轉，因此從東方照射的光線都具有強烈的都卜勒效應（Doppler Effect）。說到都卜勒效應，著名的例子就是救護車的鳴笛聲。從遠方急駛過來的救護車鳴笛聲聽起來會變得尖細，而離我們遠去的救護車所發出的鳴笛聲則變得低沉。光線在物理特性上也會產生這樣的差異，從東方照射的光線所特有的物理特性，讓我們的大腦受到刺激。

血清素的別名為「天然抗憂鬱劑」，若能確實分泌這種荷爾蒙，就算沒什麼特別的事情也會感到很開心，不需要他人的安慰也會自然湧現滿足感。大腦分泌出血清素的人不會喪失幹勁，也不容易發脾氣。不只如此，因為他們感到很幸福，所以看起來會比外表更有魅力。

這代表我們的大腦在光明與黑暗的環境中各有不同的任務。兩者相輔相成，促使腦部確實運轉，讓大腦變得更堅韌、直覺敏銳且思路清晰。

現代人正漸漸失去「黑暗」。特別是在狹小的畫面中填滿了鮮豔的色彩，以手指滑動螢幕來瀏覽的手機，造成視神經異常的緊繃，妨礙大腦「在黑暗中的任務」。

這個小小的機器在我們的生活中普及，才不過二十年左右的時間。我們的大腦要進化到能適應這種異常光線，並不受影響地分泌荷爾蒙，應該還需要十個世紀以上的時間。

在半夜接收多餘的光線會導致成績不振、身高停止生長（肌膚、骨骼與肌肉的代謝停滯）、失去幹勁，並奪走我們的好奇心。

深夜仍持續接受光線照射，對大腦健康有害。希望大家能將這件事牢記在心。

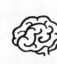

大腦的使用說明書③

對大腦來說，最可怕的事情是「血糖值劇烈波動」

■另一件對大腦有害的事

那就是，請小心醣類。

大腦是透過電波來處理所有活動。無論是意識活動或潛意識活動，一切都是腦神經細胞與神經纖維的網路所產生的電波而引起的，也就是電路。

發出電波需要能源，這種能源的來源是葡萄糖。葡萄糖從消化器官經由血管，以血糖的形式傳送到大腦。

沒錯，為了大腦，我們需要血糖。所以當我們疲倦時會想要吃甜食，那是大腦為了獲得能源供應而下的命令。

對大腦來說，低血糖是最可怕的狀況。當血糖值低於八〇mg／dL時，人體將難以分泌腦內荷爾蒙而失去專注力。血糖值低於四〇mg／dL時就會陷入意識混亂的狀態，若持續數小時之久將造成腦死。

「既然如此，甜食對大腦有益吧？」經常有人這樣問我，但這是錯誤的。

在空腹時，如果突然吃下甜食或鬆軟的白麵包、白米飯等高GI值（參照一百零九頁）的醣類食物，其實會引發低血糖。

在空腹時突然吃甜食，血糖值會急速上升，導致降低血糖值的荷爾蒙胰島素分泌過量。因此在不久之後，血糖值就會急速下降。

血糖值劇烈波動會導致腦電波失衡、情緒起伏不定。**吃完甜食後，我們雖然會感到興奮愉悅，但沒多久就會感到倦怠，嚴重時還會發脾氣。**

順便一提，喝酒造成血糖值上升的程度並不下於甜點。

無論酒精和甜點，理想的攝取方式都是避免空腹食用，要記得和蛋白質一起攝取。

■糟糕上司的飲食生活

不妨試著仔細觀察那些懶洋洋地坐在位置上，突然發火罵人的上司。他們視熬夜為家常便飯，沒吃早餐就來公司上班，為了讓無法順暢運作的大腦打起精神，喝著加糖的罐裝咖啡。因為做了上述這些事造成血糖值劇烈波動，在十一點左右便會先出現一波情緒起伏。

到了吃午餐時，因為血糖非常低，這種人偏好食用能馬上轉化為葡萄糖的碳水化合物。狂吃蓋飯的後果簡直糟糕透頂。這樣一來，下午他的血糖值也會產生劇烈的波動，到了四點左右情緒就會開始變差。

如果你有這種上司，請務必和他共進午餐，替他點套餐並建議他先吃蔬菜或羊栖菜等小菜。

■醣類會使人發胖

順便一提，攝取過量醣類的糟糕上司，身材應該也很不像樣。因為**使我**

們發胖的並非脂肪，而是醣類。

早餐只吃甜食與碳水化合物的話，容易因為血糖值劇烈波動，而忍不住想吃甜食當點心，於是一整天傾向食用能迅速提升血糖值的碳水化合物，因而誘發吃甜食的連鎖。

由於血糖值驟降時會產生大量的中性脂肪，因此以碳水化合物為主，頻繁食用醣類的人，就算限制熱量也完全瘦不下來。

不，實際上是「因為限制熱量，反而更瘦不下來」。攝取碳水化合物時缺少脂肪，血糖值會急速上升。

所以，早餐吃吐司（因為在意熱量不塗奶油）、喝咖啡（因為在意熱量選擇黑咖啡）的女生，要立刻添加奶油與鮮奶。

食用碳水化合物時，如果沒有搭配油脂與蛋白質一起攝取，將會造成血糖值飆高。吃沒包餡料的飯糰，遠比吃牛排更加糟糕。

另外，飯後喝咖啡可以降低血糖值，但空腹時飲用則會使血糖值上升（正因如此，咖啡可說是能讓疲倦的大腦提振精神的魔法飲料），建議大家在剛睡醒時，喝咖啡要搭配牛奶一起享用。

■醣類會使大腦的表現變差

血糖值劇烈波動會導致腦電波起伏不定，大腦無法順利運轉。當然，由於腦內荷爾蒙不易分泌，我們的大腦便無法發揮力量、容易疲倦、容易發怒、缺乏感知能力，表現因而每況愈下。

然而，**醣類攝取過量的問題並不僅止於此**。由於代謝醣類需要消耗腦內荷爾蒙的重要成分維生素B，因此除了腦電波起伏不定之外，**還會妨礙荷爾蒙分泌**。

許多實例顯示，國中男生三更半夜盯著手機，大口猛灌含糖飲料，結果導致身高少長了七公分。

反正我已經過了成長期，與我無關？不，這些案例顯示促進新陳代謝的荷爾蒙分泌受到了如此嚴重的影響。不僅骨骼會變脆弱，也會影響消除疲勞與大腦進化的速度。

五十年前，當我還是小孩子的時候，甜點並非想吃就吃得到的東西。因為現在只要前往便利商店就能隨手買到甜點，所以要是不瞭解「醣類正確的攝取方式」將會非常危險。

原因之一當然是為了避免自己的大腦表現變差，而為了家人與同事著想，最好也要學習這些知識。如果周遭人的大腦表現低落，到頭來將會占用我們的時間與干擾我們的情緒。

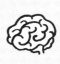

大腦的使用說明書④
大腦是以「平常慣用的迴路」來認識世界

■負面思考會吸引負面思考

我們是透過自己的大腦神經迴路來觀看世界。首先進入眼簾的是，以「平常慣用的迴路」所認知到的事象。

一再進行負面思考的人，大腦容易形成負面迴路，因此看事情時，總是會從各種事象中擷取出負面的部分。

就算有好男人（女人）也不會發現。如果眼前有順利的道路與帶來挫折的道路，注意到的總是帶來挫折的那條路。在挫折中展開新事物，所有的事情便會陷入難以進展的窘境中。腦海中總是浮現充滿挫折的話，不管說什麼都解決不了問題。

就像這樣，心態負面的人因為最終受挫，便會進一步認為「我就知道，這個世界就是這樣」，導致負面思考更加根深蒂固，陷入思考的惡性循環中。

■正面思考也很危險

話雖如此，也不必刻意改為正面思考。

提醒自己保持積極正面，是指有意識地這麼做吧？這毫無意義可言。**在潛意識中錯過順利的事象後，在意識領域再怎麼正面思考都太遲了。**

不只如此，明明失敗了卻假裝不氣餒，這是非常危險的事。因為大腦將無法正確地學習，反而會陷得更深。

大腦的使用說明書⑤
絕大多數的大腦神經迴路都被運用在潛意識領域

■驚人的潛意識

我們的大腦運用於意識思考的迴路只有一小部分，絕大多數的大腦神經迴路都被運用在潛意識領域。這代表**潛意識掌握了比意識多出數十倍、數百倍的資訊**。

舉例來說，有一種現象叫做雞尾酒會效應（Cocktail Party Effect）。在嘈雜的雞尾酒會上，即使有人用遠比噪音更小的音量呼喚自己的名字，我們也會立即回過頭。那並非「從各種複雜的聲響中擷取出自己名字的聲波」（那是不可能辦到的），而是因為我們的潛意識接收了周遭的各種聲音。

明明意識只掌握到一片「嘈雜聲」，但潛意識卻聽到了具體的對話。大腦只會讓判定為有必要的資訊浮現到意識層面。自己的名字與在意的事情（心上人的名字等等）會最先躍入意識當中。

要是接收喧鬧聲中所有的聲音訊息，大腦就沒有時間進行意義分析，於是便無法對呼喚自己的聲音做出反應。意識與潛意識會互相協調運作，因此我們才得以靈活地行動。

視覺資訊也一樣。如果以相同的精密度來辨識路上所有行人的臉孔，這樣根本無法和人約在澀谷車站前碰面。因為我們的潛意識做出了取捨，只有目標臉孔才會躍入自己的眼中，讓我們在看到對方時能向他揮手。

換句話說，**我們將自己的人生託付給潛意識來進行取捨選擇**。所謂的在意識層面恣意地進行選擇，其實只不過是在潛意識數十個、數百個選擇中所挑選出來的幾個選項罷了。

擁有負面迴路的人在有意識地進行選擇之前，已經錯過了潛意識中「進展順利的事象」。再怎麼試著以剩下的匱乏資訊來積極思考，也只是白費力氣。

■整理好「潛意識的迴路」

簡而言之，就是不要在潛意識領域中建立起負面迴路。

為了達到這一點，重要的並非有意識地進行正面思考，而是重視微不足道的生活習慣。

前面提到的早睡早起也是其中之一。當大腦分泌出血清素時，我們便能以樂觀的角度來看待事情；當大腦分泌出褪黑激素時，我們則能學習如何避免失敗。為了打造不易失敗的自然積極腦，早睡早起也很重要。

平常說話時不經意的口頭禪，有時也會讓大腦建立起負面迴路。反覆地說「不過」、「可是」、「反正」、「就算你這麼說」，將在大腦中不斷地建立起負面迴路。

整理好潛意識的迴路，並交給潛意識來處理。這正是讓人生過得多彩多姿的最大祕訣。這便是本書寫作的目的。

大腦的使用說明書⑥
有氧運動、哭與笑對大腦神經十分有益

■對大腦有益的事

行文至此，我已經談論了對大腦有害的事情，只要從對立面來看，便能發現哪些事對大腦有益。

早睡早起、營養豐富的早餐、不說負面詞彙等等。這些父母與學校老師從以前起就不停叮嚀我們的傳統生活方式，果然不能輕忽小看。

而活動身體也一樣。

使人稍微出汗的有氧運動，可以讓誘發好奇心的多巴胺與提升專注力的去甲腎上腺素同時分泌，強化大腦神經迴路。

若同時具備好奇心與專注力，無論讀書或工作都不會感到辛苦。注意力散漫，不論做什麼事都難以拿出成果的人，與其花時間努力，不如培養活動身體的習慣。

此外，哭一哭也很好。這時會釋放出腦內啡，可以幫助我們解除大腦神經迴路的緊張，所以，**覺得壓力很大時，藉由電影、閱讀讓自己流一流眼淚，也是對大腦有益的方法。**

因為不必對著壓力對象哭泣，只要藉由喜歡的電影或興趣痛快地哭一場就行了。

面臨工作高壓的人如果懂得適時哭泣，就可以避免自己的大腦因憤怒而短路，不會在他人面前理智斷線，進而表現出應有的專業態度。

正在育兒的母親也會減少為了小事責罵孩子的次數，請務必試試看。

我建議大家多多笑，應該說是透過笑容來訓練臉部肌肉。

人在開心時就會露出笑容，但也可以反向操作，**透過鍛鍊臉部的愉悅肌**

肉，使心情感到愉悅。

再加上我們的大腦內有一種叫做鏡像神經元（Mirror Neuron）的認知細胞，會反映出眼前對象的臉部表情。因此一個露出愉悅表情的人，他的快樂氛圍會感染四周。

這代表一臉開心的人會使周遭人也露出開心的表情，結果讓周遭所有人的心情變得開朗起來。因此一臉開心的人身邊，總是環繞著正向積極的人。當然，事情也因此進展順利。

在工作方面，即使是道歉賠罪的時候，最好也先讓自己的心情變得愉悅，擺出開心的表情。「能得到道歉的機會真是太好了！下一次我一定會做得更好！」先像這樣在腦中思考，去向對方道歉之前再換上嚴肅的神情。

這種塑造表情的方式可以表現出積極感，接受道歉的那一方也會感到比較舒服。就算直接將沮喪的心情寫在臉上去道歉，看起來也像充滿了受害者意識（類似「為什麼我非得做這種事不可……太過分了」），無法令對方感受到歉意。

因此，大腦有其使用方式。**大腦會運用「哭」與「笑」等輸入而非輸出的方式**，感覺很有意思吧？

第2章將介紹「使腦部活化的訣竅」，告訴大家生活中一些不經意的習慣對大腦有害，希望各位能夠戒掉這些壞習慣，同時還會補充對大腦健康有益的方法。雖然只是一些微不足道的小事，但日積月累下來，你會驚訝地發現，自己的情緒變得穩定、成績有所提升、事情開始進展得很順利。

到頭來，我們的人生是由我們的大腦創造出的故事。你寶貴的腦會編織出你的人生。請確實掌握調整大腦的方法。

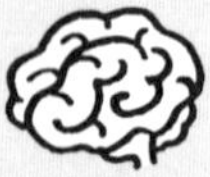

大腦的使用說明書⑦

大腦有「七天為一週期」的認知

■為什麼是七天？四十九天？

總之，希望大家先試著連續實行七天活化腦部的生活方式。

七天過後，你一定會產生某些自覺。

之所以這麼說，是因為我們的大腦有「七天為一週期」的初始機能。

各位聽過The magical number 7（魔法數字7）這句話嗎？心理學家喬治・米勒（George Miller）曾用這個詞彙作為論文的題目。一般認為，這篇論文後來開拓出認知心理學這個新的學術領域。米勒在論文中闡述了以下主旨：人容易掌握與記憶七項以內的事物。

從前，日本電報電話公司在推廣黑色撥號電話時，曾嚴格規定工作人員，市內電話號碼要設定在七位數之內。理由是七位數以內的電話號碼，聽到後能馬上記住並撥出號碼的人數比例超過九〇%，但到了八位數則驟降至一〇%左右。

■大腦中的「盒子」

我們的大腦中有個儲存超短期記憶的地方，那就像一個能裝進任何東西的「盒子」。當我們獲得某些資訊時，便會先塞進那個「盒子」裡，然後再去感受、思考與使用那些資訊。大部分人的腦中都擁有七個「盒子」。

聽到電話號碼時，我們會將數字逐一丟進那些盒子裡使用。所以對大多數人而言，七個數字以內都能輕鬆應付。

這個「盒子」還裝得下更多的資訊。有一本書叫做《與成功有約：高效能人士的七個習慣》，這個「盒子」也能儲存這種如定律般的「概念」。

無論資訊是數字或概念，人容易掌握屬性在七項以內的事物，而且也比較容易記憶。另外，一般人也傾向認為「用七個項目來表現的資訊具有完整性」。想必是因為大腦中的所有「盒子」都被填滿了，讓我們感覺彷彿掌握了世上的一切。

這麼說來，像是幸運數字七與七福神……無論是東方或西方，只要填滿七個空位，幸福似乎就會降臨。冒險者跨越七片海洋、看見七色的彩虹。女歌手用七個音階（Do Re Mi Fa Sol La Si）來歌唱。

若想對他人傳達某些訊息，可以試著意識到七這個數字。

順便一提，幾年前美國心理學家希娜・艾恩嘉（Sheena Iyengar）的著作《誰在操縱你的選擇：為什麼我選的常常不是我要的？》在日本也成為暢銷書籍。

根據她的論述，一般人從四～六個選項中做選擇時，選擇的滿意度最高。舉例來說，店內分別提供六種和超過二十種果醬給客人試吃時，擺放六種果醬的櫃位，銷售成績遠超過提供二十多種果醬的櫃位。她認為商品的種類並非愈多愈好。

六這個數字非常有趣。的確，六種在七項屬性以內。一般人能夠迅速掌握整體概況。肯定會覺得自己掌握了整體概況，並做出了聰明的選擇。如果種類超過八種，人在無意識中便會覺得好像「漏掉了什麼東西」，因而感到心神不寧。

既然如此，不是也可以提供七種果醬嗎？我忽然浮現這個念頭，但不知道為什麼，總覺得似乎不能超過六種。這是我的假設，大概是因為如果有七種選項，就會令人感受到「完整性」，於是便會對只買下其中一種帶回家而心生抗拒吧。

大腦是一種精密的裝置，我們無法逃離這個裝置的特性。反過來說，發覺這個裝置的特性並活用在市場調查與人生上，正是我們這些腦科學研究者的使命。

■經過一週改變意識

如果具有跨時間性的資訊填滿了這七個「盒子」，我們的大腦便會感到「經過了一個週期」。比方說，七天。

不用多說，世界上的人就是以七天為一週的生活作息循環。據說是因為基督教的上帝用六天創造世界，然後在第七天休息，而猶太教、伊斯蘭教的神明也要求子民以一週七天為生活的循環，不過這些宗教都源自於同一種古代宗教，內容相同也不足為奇。

可是就連佛教都有頭七、二七……計算到四十九天為止的說法對吧？透過每隔七天誦經一次，讓人慢慢適應缺少了故人的生活。

在受到宗教的導引之前，我們的大腦原本就具備「七天為一週期」的認知。

■經過一週時間，人的意識層次就會改變

在改變生活方式的第七天，大腦會咔啦咔啦地轉動刻度盤。就像用頭七、二七來漸漸整理情緒一樣，某些事物會像脫了一層皮般逐步改變……一週的時間就是這樣的單位。首先，希望大家試著用美好的生活記憶填滿自己腦中的七個「盒子」。

我認為直覺敏銳的人，從開始早睡早起的第二天起，便會感覺到這個計畫的效果。經過三天，你將會覺得自己大大改變了。不過若在此時放棄，就

會在大腦意識層次尚未改變的狀態下前功盡棄。有句俗語叫「三天打漁兩天曬網」，至少要執行一週，人才有可能改變。

就算實行了一週，如果又恢復原來的生活方式，經過一段時間之後，大腦的表現自然會下滑。不過，**持續實行計畫一週的人，應該會在心中告誡自己「我必須過著對大腦有益的生活」，並在潛意識中，持續採行七天計畫裡的幾項做法。**有心再實行一次的人，也是那些達成一週計畫的人。

首先嘗試三天看看，你一定能感覺到效果，請務必試一試。接下來，為了避免三天打漁兩天曬網，希望你在剩下的四天也持續努力。

■經過七週改變性格

若是用四十九天的時間持續重複這個七天計畫七次，便能大幅改變大腦意識層次。如果期望看到「改變性格」、「成績進步」等戲劇化的效果，請務必以持續四十九天為目標。

四十九天是大腦配合新的環境，改變神經迴路所需要的時間。

舉例來說，當我向因為開刀，身體狀況大為改變的朋友提出建議：「這四十九天內，你會感到大腦和身體之間不太協調，但那種感覺在四十九天後就會消失，別氣餒！」想必一定會得到「真的是這樣沒錯！」的回答。

我有一位作曲家朋友，由於天生缺少聽小骨而單耳失聰，他在三十多歲時裝了陶瓷製的聽小骨，因而恢復了雙耳的聽力。

然而，他感到十分苦惱。眼前的人說話的聲音，聽起來像是從側面傳來。從正面接近的機車，排氣管的聲音卻是從側面逼近。

因為天生只有單耳聽得到，所以大腦的聽覺皮層在設定聲音的中心點時會進行相對的修正。當他突然變得兩耳都聽得見，大腦多餘的修正便導致聲音的中心點位移。

我告訴他「不要擔心，四十九天就能痊癒」，據說結果正是如此。他告訴我，雖然醫生說需要將近兩個月才能改善，但實際上提早了大約十天，正好是四十九天。

四十九天，正是改變大腦所需的週期。

雖說如此，不必每天實行、不必全部遵守也沒關係。只要在大多數情況下遵守本書的內容，就算偶爾「抱著罪惡感破戒」，大腦也會睜一隻眼閉一隻眼的。

先試著改變你的大腦吧。

接下來，你的大腦將會確實地引領你前進。

第2章

七天計畫

不經意的生活習慣，能夠使大腦產生戲劇性的變化

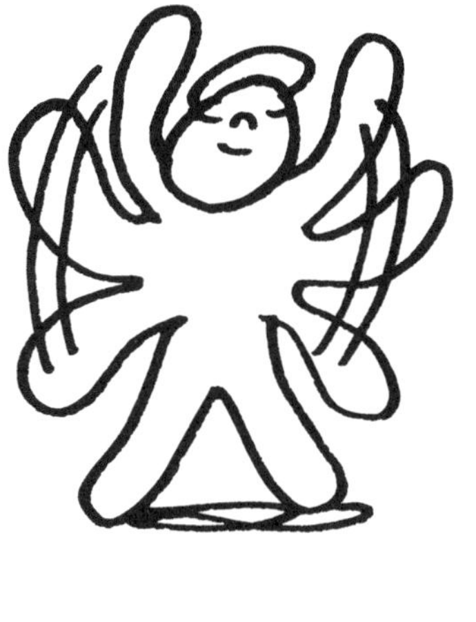

明明知道做了會有好處，卻提不起勁去做。在東摸西摸的過程中，一天就這麼結束了。任何人都有陷入這種「廢人模式」的時候。現在的我也是如此。這本書的截稿日明明快到了，我卻只寫了這麼一點點（苦笑）。

星期天明明宣誓過「今天我要拿出幹勁好好寫書」，但卻半個字都沒寫，一路混到了下午四點半。電視節目《笑點》馬上就要開始播了，今天就是這樣的一天（泣）。不管是誰，確實都會碰到這樣的日子，但我和大多數人有一點點不同，那就是我知道脫離這種狀態的方法。這樣的日子不會茫然地持續下去。

人生是一趟漫長的旅程。就算有些日子表現不佳也無妨。但我們不可能一直處在表現不佳的狀態中。

咦？有辦法脫離嗎？沒錯，有辦法脫離這種狀態。

只要讓大腦進入驅動模式就行了。要切換模式。

不過就像我在「前言」中提到的，這並不是靠意志力與轉變想法來克服，而是藉由「對大腦有益的習慣」來切換模式。

飲食方式與睡眠方式、稍微活動身體的方法……那些一般人以為對大腦沒有多少影響、生活中不經意的習慣，都會讓大腦產生戲劇性的變化。

在這個世界上，愈是不起眼的小事，力量愈大。比起妻子的嘮叨碎念，愛貓不經意地一瞥，更會讓人產生「啊～是我錯了，抱歉」的念頭對吧？

如果想讓大腦轉換一下，只需要不經意的小事就夠了。但很遺憾的是，那無法像「轉變想法」一樣瞬間改變，至少需要七天的時間。

不過，能瞬間改變的事情也會瞬間恢復原狀。花時間進行改革，結果才會穩穩扎根。正因為費了一番工夫，才能成為自己贏過他人的優勢。

任何人都辦得到的話，未免太過無聊了。能夠徹底執行計畫七天的人意外地少。至於可以貫徹執行四十九天的人，真的是鳳毛麟角。不妨試著挑戰一下自己如何？

如果你的表現一直不理想，現在不妨試著將自己交給那些「日積月累的不經意的小事」。

因此，我嘗試在本章節中，歸納了一些活化腦部的具體生活習慣。

希望各位先試著實行以下敘述的九個項目七天。基本上，內容只是「早睡早起，早餐攝取充足的蛋白質與少量醣類，避免在大腦建立起負面迴路」而已。

別太過逞強，以輕鬆的心態開始嘗試吧。在實行計畫的期間，就算偶爾偷懶、「表現不理想」也無妨。計算七天週期的時候，只要扣掉那一天就行了。

大家不正是因為身為完美主義者卻意志不堅，才會有很多事無法持之以恆嗎？只要稍微受挫，便會心想：「啊～算了！」

「得過且過」也是成功的祕訣。我們的大腦，意外地善於臨機應變。只要拜託大腦「這次是個例外，別算數」，往往不成問題。就算大腦沒有接收到這樣的請求，先前累積的成果也絕對不會歸零。因為那些「日積月累的不經意的小事」，已經浸透到大腦神經迴路了。

別因為一點小挫折就斷然地放棄。對整體人生而言，都是如此。其實人生意外地簡單。我這本書的內容也很簡單，它會一直陪伴著你。希望大家不要忘了這件事。

program

1

在睡夢中度過午夜（凌晨十二點）

藉由品質良好的睡眠，讓大腦脫離不思長進的狀態

讓大腦脫離不思長進狀態的七天計畫，第一天。有趣的是，這個計畫是從凌晨十二點開始。

這個計畫的開端，是在睡夢中度過午夜十二點。

話雖如此，突然要求習慣熬夜的人在凌晨十二點上床睡覺，或許很困難。

實際的做法是在晚上十點半左右洗澡，十一點關掉手機與平板電腦的電源，然後做些伸展運動、聽些比較溫和的音樂或廣播節目、閱讀商業書籍以外的書、喝一點微溫的牛奶靜靜地度過。

如同第1章所述，**從凌晨十二點到兩點是睡眠的白金時間**。這個時段的睡眠對大腦而言非～～～常重要。**因為這是促使大腦進化的荷爾蒙褪黑激素**

加速分泌的時間。不過，如果有光線進入眼睛就會妨礙荷爾蒙的分泌。所以要阻絕眼睛接收光線的刺激，讓大腦進行它的工作。

大腦進行的這項工作可以磨練感知能力，讓直覺發揮作用、開啟想像力、激發幹勁、使細胞再生，並且延緩衰老。不讓大腦進行的話，對我們來說很困擾吧？

反過來說，要是你超過凌晨一點還泡在社群網站上，回覆那些無關緊要的訊息，並滑動畫面瀏覽別人午餐吃些什麼的話，那便是在妨礙大腦提升感知能力、促使肌膚再生（若是十幾歲的話，則是妨礙長高）。這樣下去，你的表現當然會愈來愈糟糕。

順便一提，我在第1章也談過，需要在夜間工作的人只要養成固定習慣，就算偏離這個時段，大腦也會在一定程度上依照規律活動。

碰到這種情況時，希望各位能意識到在「固定時段」睡覺這件事。就算有好幾種不同的睡眠型態，大腦也有能力因應，不必擔心。

不過說歸說，凌晨十二點的這段睡眠時間，對大腦還是很有益處。在放假的時候，請務必要活用白金時間。

大腦運作的基礎是連結神經細胞、神經元的神經迴路。讓訊號傳遍大腦神經迴路、隨著睡眠平息下來的腦內荷爾蒙種類很多，不過對於改善不長進的腦、促使腦部活化特別重要的荷爾蒙共有四種。那就是**褪黑激素、血清素、去甲腎上腺素**與**多巴胺**。**這些荷爾蒙是活化腦部，提升學習能力，帶來熱情與好奇心、想像力、專注力，以及產生平穩幸福感所不可或缺的荷爾蒙。**

不長進的腦是處於難以分泌這些荷爾蒙的狀態。在本書所提倡的生活習慣中，有幾項能夠促進這些荷爾蒙的分泌。而「讓自己在午夜時分處於黑暗的環境中」，可以促進褪黑激素分泌。

褪黑激素是讓意識領域的訊號平息，幫助大腦入睡的荷爾蒙。睡眠對人腦來說意外地重要，並非只是為了消除疲勞。

大腦會在睡眠期間進化。反覆重現今天一整天發生的事進行確認，並從中擷取出智慧與感知能力，使其定著在大腦神經迴路上。**讓學習過的記憶在**

腦海中扎根，並從中歸納出感知能力，提升明天的想像力與發展能力，這些也都是大腦在睡眠期間進行的工作。

運動感知能力與藝術品味、溝通感知能力都是如此。

因為在清醒期間，大腦不是忙著思考、應對現實狀況嗎？當我們入睡後，大腦才總算有空重溫記憶、詳細確認知識、建構感知能力。這麼一想，在深夜揮霍時間上社群網站，真是太浪費了！

順便一提，據說人在進入非快速動眼睡眠時，體內會清除疲勞物質、進行新陳代謝；而在快速動眼期的淺眠中，也會進行上述作業。

可以提升記憶力、激發想像力、建構感知能力、打造出優秀大腦的褪黑激素，當然是讓大腦脫離不思長進狀態的功臣。我一定要分泌這種荷爾蒙，從今天開始大量分泌……各位會這麼想吧？

可是，要促使褪黑激素確實分泌是有訣竅的。並不是睡得久就會分泌，也不是任何時候睡著的效果都一樣。**重要的是「睡眠品質」。前面已再三強調過，效果最好的方法是「在睡夢中度過午夜（凌晨十二點）」**。因為可以促進睡眠的荷爾蒙褪黑激素，具有時間依賴性。

當眼睛的視網膜感受到黑暗時便會分泌褪黑激素，而負責保障睡眠品質的褪黑激素，在晚上十點到凌晨兩點的四個小時之間會加速分泌。一般來說，如果在這四個小時內處於睡眠狀態，褪黑激素會不斷分泌直到凌晨兩點，並維持凌晨兩點時的分泌量直到早上。

也就是說，在晚上十點就寢最為理想，能夠用足足四個小時加速分泌。相反的，在凌晨一點半睡覺，加速分泌的時間就只有三十分鐘，只能以愈來愈少的褪黑激素量迎接早晨。睡眠品質不佳，一個人的記憶與感知能力也會變差。

午夜的睡眠也有助於生長激素分泌。雖然名為「生長」激素，但這種激素並非只有成長期才會分泌，而是終其一生掌管我們細胞新陳代謝的荷爾蒙。這種荷爾蒙和褪黑激素一樣，在晚上十點到凌晨兩點之間是分泌最旺盛的時間。所以若在半夜睡覺，生長激素應該每晚都會確實分泌，使兒童長高、女性肌膚變得光滑、男性增加男子氣概。

話雖如此，現代生活中，想在晚上十點就寢很困難吧。

因此，我接下來要告訴大家提升睡眠品質的訣竅。這是「在凌晨十二點就寢，依然能贏過在晚上十點就寢的方法」。

在黑暗的環境中入睡（有間接照明無妨）

將房間內的燈光調暗再睡覺。

遮蔽所有照射到眼睛（眼皮）的直接光源。關掉天花板上的小燈，避免ＤＶＤ播放機與音響等控制面板上的燈光進入視線範圍，最好拿屏風等家具來遮擋。

當然不可以將手機放在枕邊。手機的閃爍燈光十分明亮顯眼。至於放著充電更是不行。要避免把手機放在枕邊，最好放在低於胸部的兩側位置。若是放在地板上，半夜起來上廁所時要小心不要踩到。

如果窗外路燈或霓虹燈的光會照進屋內，就用遮光窗簾等確實地遮蔽光線。

在一片漆黑中無法入睡的人，可以擺放間接照明燈具。如果是光源不會直接照射到眼睛，外面加上毛玻璃（或者具有毛玻璃質感的塑膠或和紙）燈罩，並散發出柔和光線的燈就沒問題。我也聽過在腳邊擺放略帶橘色光線的圓形間接照明燈，可以比在黑暗中入睡獲得更好睡眠品質的報告。只不過基本上，最好選擇能讓自己感到平靜的間接照明。因為「平靜」代表「不會帶給視神經多餘的刺激」。

我來說明就寢時必須把房間燈光調暗的理由。

視神經與荷爾蒙的分泌之間，有著密切的關係。

視神經從眼球後方長長地延伸出去。在視神經末梢有個叫下視丘的器官，而下視丘下方連接著腦下垂體。這兩個器官與荷爾蒙息息相關，可以說是荷爾蒙分泌的中樞司令塔。

因為這兩個器官與視神經相鄰，所以視神經的緊張會直接傳過去。當視神經處於緊張狀態時，或是解除緊張狀態後，便會分別分泌出符合該情況的荷爾蒙。

當視神經解除緊張狀態，也就是照射到眼中的光源量接近於零的時候，我們的大腦便會分泌褪黑激素，促使我們進入睡眠狀態並讓大腦進化，同時還會分泌促進身體新陳代謝的生長激素。

我在「朝陽的效果」（參照三十頁）中也談到過，受到早晨的自然光刺激而分泌的荷爾蒙，是能產生幸福感、有助於帶來幹勁的血清素。

在地球表層生活了數萬年之久的生物，靈巧地運用黑暗與光明兩種環境生存下來，並不停地進化。人類的大腦也有在黑暗中分泌的荷爾蒙，以及在光明中分泌的荷爾蒙，就像踩著腳踏車踏板的左右腳一樣，促使大腦活化與運作。

在人類大腦大幅進化的遠古時代，夜晚呈現一片漆黑。因此，處於徹底黑暗的環境中，促使大腦活化的效果會更好。隨著電力普及，夜晚變得異常明亮不過才經過短短的一百年，我們肯定還需要花費數千年之久，才能演化成不需要隨著日夜切換身體模式的生物。

順便一提，維持男性性功能的男性荷爾蒙睪固酮，若是少了黑夜與白天

視神經與荷爾蒙司令塔的密切關係

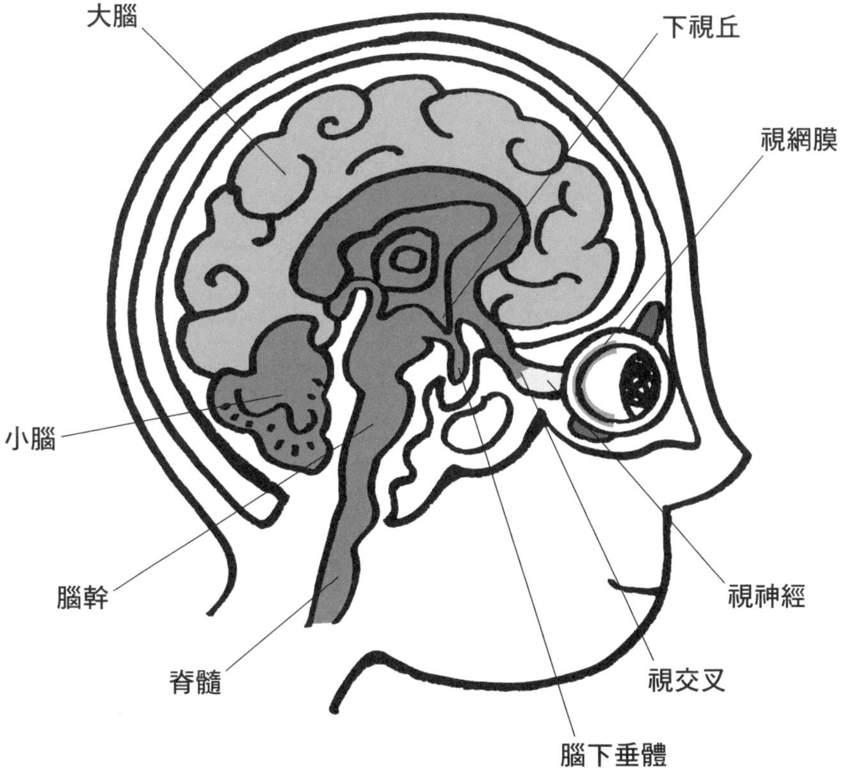

以視網膜感受到的光明與黑暗
來控制荷爾蒙

當視網膜感受到黑暗時，視神經就不會再刺激下視丘與其下方的腦下垂體，這兩個器官便會活化，並發出指令分泌褪黑激素等各種荷爾蒙。另外，當視網膜受到朝陽照射時，便會透過視神經給予刺激，這兩個器官就會發出指令分泌血清素。

的「相輔相成」就不會分泌。

睪固酮主要在下半身分泌，是輔助勃起與射精的荷爾蒙，可以激發大腦產生戰鬥精神與獨占慾，並能增強好奇心與幹勁。這是成年男性想要「充滿男子氣概，活得瀟灑又帥氣」所不可或缺的荷爾蒙。

「在黑暗的環境下入睡，隨著太陽升起而醒來，並在一天結束時感到身體疲倦」，這樣可以誘發睪固酮分泌。

這對以前的男性而言是理所當然的生活方式，但對現代的男性而言，卻意外地難做到。「在黑暗中盯著手機，錯過朝陽升起的時間，並在一天結束時感到精神疲憊」，這樣的男性不可能具有戀愛力。然而，這不就是二十一世紀的普通男性嗎？難怪會變成草食男。

若希望男朋友變得更有男子氣概，那可別在三更半夜傳ＬＩＮＥ給他。就算他隔了很久才回訊息也別生氣。對了，女生自己也得早點睡才行。

順便一提，在大腦感受到危機時，睪固酮會緊急噴發。據說這是雄性感覺到生命危險時，想在死前留下遺傳基因的本能。

因此，當男性進行「斷食、沖瀑布修行」等活動時，便能活力大增。所謂的飢渴精神是讓身體分泌睪固酮，藉此讓男性大腦增強幹勁與戰鬥精神的戰略。反過來說，女性不需要艱苦的修行，也完全不需要飢渴精神。

雌性哺乳類在自身安全未受到保障的情況下，不會留下遺傳基因。因此若長期處於飢餓等生理壓力之下，月經就會停止，斷絕生殖的可能性。**如果女性想讓大腦鼓起幹勁，就要告訴大腦「我正受到特別待遇」**。也就是去品嚐美食、進行美容護膚享受一番，只要得到別人特別溫柔的對待，女性就會湧現幹勁。就算參加修行類的課程也毫無意義。對了，由於一起參加的男性會分泌睪固酮，因此在那種場合找男朋友或許也不錯。

考慮到睪固酮，「在黑暗的環境下入睡，隨著太陽升起而醒來，並在一天結束時感到身體疲倦」也是重點所在，所以這份七天計畫應該非常有效。不只大腦，男性的下半身也會分泌「讓幹勁倍增」的荷爾蒙。建議大家更專心一致地力求上進。

另外，如果碰到生存危機的話，或許更能強化效果。例如寒冷、炎熱、飢餓、在精神上走投無路等等。據說「因為沒道理的事，遭受妻子或情人的責怪」，也是促使睪固酮分泌的關鍵。在愛情劇中，情人哭著說「你根本一點也不瞭解我」，雙方發生爭吵，最後在一團混亂中順利解決問題的場面就是如此。「劈腿」似乎也有增加睪固酮分泌量的效果。不過我很難開口建議大家嘗試這麼做。

總之，就是「在黑暗的環境下入睡」。

無論男女，這都是喚醒大腦原始力量的魔法。

日落後
要注意太強的燈光

另外，也要考慮到睡前的光線。

從前的人在日落後，僅靠著地爐昏暗的火光度過數小時，然後就寢。他們的大腦已經開始了邁向睡眠的準備運動。

如今，人們在日落後依然置身於光亮的環境中。直到就寢之前都受到與白天相同的刺激，視神經片刻也無法休息。入睡時間在凌晨十二點之前即可，但在那之前要先做些視神經的「準備運動」。

首先，**日落後，不要讓不必要的強烈光線照射在視網膜上。**

我兒子小學的時候，我曾禁止他在日落後去便利商店，因為那裡的燈光太亮了。兒童的大腦在夜晚進行的工作，多達成人的數千倍。若是睡眠品質下滑的話，未免太過可惜。

我家客廳的照明也把燈泡的間距拉大，降低亮度。而我更注重的地方是廁所、浴室，還有走廊。這些地方的光線，大概都比一般家庭來得暗。

中高年齡層的人，有些人「晚上會遲遲無法入睡」、「半夜起來上完廁所後，便翻來翻去睡不著」，這一定是因為走廊與廁所的燈光太亮的緣故。喜歡廁所環境明亮的人，只要在腳邊放一盞燈就行了。深夜時只開地上那盞燈，別打開天花板上的燈，你應該會發現睡眠不再受到干擾。

我個人喜歡家中需要用水的地方光線充足，因此很希望擁有能切換日間照明與夜間照明的房子。

順便一提，各位知道一整天都待在保持舒適溫度或適當明亮度的房間裡，乍看之下似乎很舒適，但其實大腦會覺得很痛苦嗎？

有一份資料顯示，如果一整天都待在室溫二十度的乾爽房間裡，的確會感到很舒適，但晚上卻會難以入睡。大廈內部的空調也是一樣，如果配合室外溫度的變化，將溫度調成在下午一點左右達到最高溫（畫成圖表則呈山形曲線），便能提升在此工作的人的睡眠品質。至於光線也一樣。在日落後把燈光的亮度調暗，改用手邊的檯燈作為輔助，對大腦更好。

希望正在育兒的讀者們注意，要讓空調溫度「接近自然環境的溫度變化」。因為我希望給予孩子的大腦自然的力量。這並不是指把空調溫度調得跟室外溫度相同。假設室外溫度的變化是清晨二十四度↓白天三十二度↓傍晚二十七度，那麼就把空調調整成清晨不開↓白天二十六度↓傍晚二十四度，像這樣微幅調整即可。順便一提，前面所講的空調溫度，是怕熱的我的標準。溫度高低請依照個人的喜好來調整。重點是溫度要設定成白天較高、清晨與傍晚較低。室外溫度變化較大的日子，不妨把差距調大一點；室外溫度變化較小的日子，則可把溫度差距縮小。

讓視網膜與皮膚感受到的變化更貼近自然，是促使腦部活化的重要訣竅。這代表我們過著與大自然融為一體的生活。

在就寢前一小時關掉手機及電腦

那麼，手機就是距離「自然」最遠的東西。

用手指在色彩鮮豔的精密螢幕上滑動。**在地球生物的漫長歷史中，這對視神經來說是一種全新的體驗。讓視神經承受極大的壓力。**因此不要說關掉手機電源之後，甚至直到我們睡著，視神經的緊張都無法消除，可能還會引起荷爾蒙分泌不良的狀況。

總之，要是睡前盯著手機看，就算我們睡著之後，依然會對視神經造成不良的影響。據說受影響時間較長者會達一個小時。

反過來說，**如果想讓大腦從凌晨十二點開始分泌荷爾蒙，希望各位在就寢前一小時就先關掉手機螢幕。**

退一百步來說（其實我還是希望大家別這麼做），保持適當的距離看電視或是看著電腦螢幕處理文書也就算了。可是，我無法接受像滑手機或玩平板電腦這種「在極近距離下，用手指在色彩鮮豔的小螢幕上滑動」的行為，這會迫使視神經受到強烈的刺激。

很遺憾的是，在電視遊戲普及到一般家庭的一九八五年以後，我們的睡眠品質與之前相較已經產生了改變。

尼特族（NEET）這個名詞是在二〇〇〇年左右出現的，專指那些不就業、不上學的年輕人。在二〇〇五年左右，日本全國的行政單位都致力於針對尼特族研擬因應對策。成為該對策首批實施對象的，是一九八五年就讀小學的那一批人。而且，其中大部分是男性。直到就寢前都一直接受電子產品刺激的話，睡眠品質會不佳，記憶也不會在大腦扎根。由於第二天早上血清素的分泌不良，因此會缺乏幹勁及成就感。因為這個緣故，這些人有抗壓性低、經不起挫折的傾向。一旦缺乏面對挫折的能力，人就容易喪失好奇心，熱情也容易消退。由於男性荷爾蒙的分泌也受到阻礙，這些人的心中不會湧現戰鬥精神。當好奇心與熱情從腦中消失，應該會覺得連活下去都很費力。這些人肯定連自己想做什麼都搞不清楚。從人類身上奪走黑夜是一件多麼可怕的事情啊。

和以前相比，現在的電視相當著重護眼設計。話雖如此，我還是不希望大家在睡前一直看電視。**實行七天計畫的期間，請在睡前一小時關掉手機、電腦與電視的電源。**如果有無論如何都想看的節目，請先錄下來等到早上再看。

順便一提，就算同樣要使用視神經，看書和看漫畫就沒問題。閱讀時請使用護眼檯燈。若光靠天花板上的燈光，則需要相當明亮的光源，最終又會刺激到視神經。

當然，聽音樂或廣播節目不會用到視神經，完全沒有問題，不過聽激烈的音樂或接觸到令人氣憤的消息，便會導致神經興奮而無法入睡，要多加留意。

還有，希望做父母的人要正視孩子將手機和掌上型電玩帶進被窩裡使用的行為。

各位最好先有這樣的認知，就讀國中的孩子如果玩手機超過凌晨十二點，將來成為尼特族的危險性很大。不僅成績難以進步，身高也會停止生長。

大約兩年前左右，曾有兩對雙胞胎來拜訪我。這兩對毫無關係的雙胞胎男孩，碰巧相隔不到一週都來我家玩，但不知道為什麼，這兩對兄弟都有七公分的身高差距。雖然他們都是異卵雙胞胎，但大概是因為遺傳基因相近的關係，外貌非常地相似。他們在同一天出生，生活在幾乎相同的環境，身高卻足足差了七公分。

這兩對雙胞胎有個相同的特徵。「矮個子」的男孩，在凌晨十二點依然盯著手機看，「高個子」的男孩，在凌晨十二點則睡得正香。在現代，無論男孩或女孩都希望自己可以長高。父母要好好告訴孩子，這會影響他們長高，並阻止他們在深夜看手機。

因為新陳代謝上的差異，讓處於成長期的孩子產生七公分的身高差距，**對成年人來說，就是年輕活力上的差異。**

皮膚緊緻、骨骼柔韌、聲音甜美、髮絲豐潤、不容易罹患骨質疏鬆症。你也想當個像這樣的成年人吧？

泡澡可以提升睡眠品質

希望大家能做一件事來提升睡眠品質，那就是洗澡。正確地說，應該是泡澡，或是用流動的熱水泡腳。

其實根據研究顯示，**泡澡能增加褪黑激素的分泌量**。效果因人而異，有些人在凌晨一點半到兩點之間的最後加速階段，分泌量會達到數倍之多。這可以說是「在凌晨十二點就寢，依然能贏過在晚上十點就寢的絕招」（微笑）。

最近的研究證實，**將腳放在洗臉盆裡，持續以溫度較高的熱水沖洗五分鐘以上，具有促進睡眠的效果**。沒有時間泡澡的人，或是陪小孩在傍晚一起洗澡的人，這些無法體驗睡前入浴效果的人，不妨試試看這個方法。

其實洗澡時段，存在著個人差異。

有些人習慣在就寢前快速泡個熱水澡，也有些人習慣在早一點的時間悠閒泡個溫水澡。這個時段無法特定，希望大家自行找出適合的時間。

不過，似乎有許多人習慣在睡前的一個半小時左右入浴，不妨先從這個時間開始嘗試。如果覺得沒有效果，再將洗澡時段調整到接近入睡的時間。

為什麼洗澡可以提升睡眠品質呢？

在浴缸裡泡澡，或用溫度較高的熱水持續沖洗身體，體表溫度會一口氣上升。這會讓大腦感受到危機，試圖保持體溫恆定，並下令降低身體核心溫度（內臟中心部位與腦內的溫度），因此我們在洗完澡後會覺得身體發冷。這種發冷現象正是關鍵。

身體核心溫度降低、手腳溫暖，正是副交感神經居於主導地位時的體溫分布。我們的神經系統分為兩種，分別是掌管「興奮狀態」的交感神經與管理「放鬆機制」的副交感神經，在交感神經居於主導地位時，意識活動會活化；副交感神經居於主導地位時，則會促進褪黑激素的分泌並引發睡意。

當副交感神經居於主導地位時，身體核心溫度會降低、手腳會變得溫暖。當嬰兒開始哭鬧時，媽媽會摸摸寶寶的手腳，如果發現手腳變熱，就會判斷「寶寶想睡覺了」。這種反應同樣會發生在成人身上。

不過，反之亦然。換句話說，**只要降低身體核心溫度並讓手腳變暖，副交感神經就會自然居於主導地位，誘使人體產生睡意。**

順便一提，有人調查了東大應屆錄取生的生活習慣，發現在晚上泡澡的人比例較高，於是便請習慣早上沖澡的高中生，連續一個月在晚上泡澡，沒想到研究結果顯示，許多學生的考試成績都進步了。

光是泡澡，或是用流動的熱水泡腳，平常的睡眠就會轉變成白金睡眠，所以在實行七天計畫的期間，請務必要這麼做。如果很累的話，等到第二天早上再洗頭和洗身體就好了，總之希望大家多多泡熱水。

睡前在心中默念明天幾點要起床

「睡前在心中默念明天幾點要起床」，也是提升睡眠品質的訣竅。

我們的神經系統具有生理時鐘的功能，能大致計算出二十四小時。睡前在心中默念「明天我要〇點起床」，大腦就會事先安排好睡眠計畫，並在到達該時間前進行有效的睡眠。因此，入睡前有無告訴大腦自己要起床的時間，睡眠效率會大不相同。

另外，不必把幾點要起床說出口。如果發出聲音，交感神經會產生反應讓人清醒，所以只要用想的就可以了。而且，這個腦內睡眠計畫會隨著反覆在相同時間就寢與起床，進一步提升精準度。過著規律的生活，對大腦就是有那麼大的好處。

每天不在同一時間就寢或起床也沒關係。例如依假日、平日與輪班分別採用模式一＋模式二＋假日、補習日＋非補習日＋假日等等，針對各種模式，大腦都可以因應。

只不過在實行七天計畫時，希望各位盡量試著在七天內遵守同樣的時間。說服大腦接受單一模式，還是會比較快見效。

替自己建立例行的睡眠儀式

這項並非進行七天計畫時的必要事項，但從長遠的角度來看，我要再多提一個對睡眠有幫助的建議。

決定在睡前一定要做的事，每天按照相同的順序反覆進行。只要這麼做，即使興奮得睡不著的時候也能夠入睡。

各位還記得日本橄欖球選手五郎丸的招牌動作嗎？在踢自由球之前，那個彷彿祈禱般的動作。為了讓意識平靜下來，使身體放鬆並提升專注力，這是每次必做的「一連串的身體動作」。

在一流運動選手的身上，經常看得到這種例行動作。日本花式滑冰選手羽生結弦每次都會順著相同的軌跡，從站在賽場旁的教練面前移動到冰上的起始位置，並用相同的動作轉動手臂。

其實，**我們在做出「某個固定的動作」時，大腦會習慣「讓神經訊號回到我們一再重複這動作時的那個狀態」**。

無論是五郎丸選手或羽生選手，都藉由做出練習時的一連串動作，讓大腦神經處於平常心的狀態。即使被數萬名興奮的觀眾圍繞著，他們同樣能找回練習時的穩定專注力。有招牌動作的選手很強。不如說，我認為一流選手一定都有招牌動作。

一般人也可以應用這個方法。

把睡前一定要做的事當作例行事項。例如泡腳、按摩手部，然後右腳先伸進棉被裡等等。

「這樣說起來，我每天都會自然地做這些事」，這樣是不行的，重點在於使大腦確實認知到這是一套例行事項。

只要擁有例行的睡眠儀式，就算發生讓人興奮得睡不著的事，大腦也能恢復平常的狀態，順利地進入夢鄉。

program

2

早上五點四十五分起床

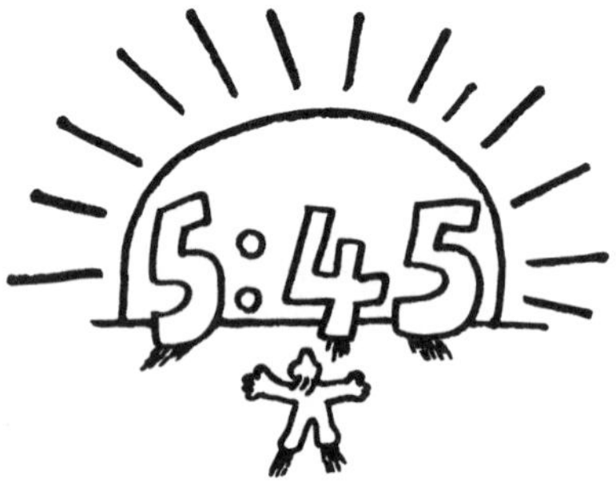

為了睡得更好每天早起

談到這裡，對於早睡的重要性愈談愈起勁，但實際上不只要早睡，還必須早起。我建議大家在五點半過後起床。

當視網膜感覺到早晨的自然光，便會分泌血清素這種腦內荷爾蒙。血清素與誘發睡意的褪黑激素相反，它會令人清醒。**當血清素確實分泌時，大腦會一下子活化起來，並暢快清爽地醒來。**

其實褪黑激素與血清素是由同一種前驅體（變為最終型態前的物質）製造出來的荷爾蒙。視網膜感覺到黑暗時，這種前驅體會轉化為褪黑激素；視網膜感覺到光亮時，則會轉化為血清素。另外，在夜晚加速分泌的褪黑激素是由血清素轉變而成，所以當天早上若能確實分泌出血清素的話，便可提升晚上的睡眠品質。

這代表早睡與早起是相輔相成的。我們在小學時被不斷耳提面命要「早睡早起」，因為這對大腦是理想的生活習慣。雖然正確的順序應該是早起↓早睡。

所以，我並沒有「昨天比較晚睡，今天早上可以晚點起來」的想法。**不管昨天晚上幾點睡覺，為了今天晚上的睡眠品質著想，早上還是要在固定時間起床。**

那麼所謂的早起，具體而言，最好是在什麼時間起床呢？

如同前面說過的，視網膜感覺到清晨的陽光時會大量分泌血清素。早上從腦內充滿血清素開始算起，平均十五小時之後，便會開始生產褪黑激素。換句話說，如果視網膜在早上六點左右受到光線照射，大腦在晚上九點就會自然開始增加褪黑激素的產量。反過來說，如果早上沒有確實分泌血清素，引導我們入睡的褪黑激素就無法順利分泌。如果缺少褪黑激素，我們將難以順利入眠。

因為，**早起是獲得優質睡眠所需的前提條件。**

順便一提，我每天早上起床的時間是五點四十五分。選擇五點四十五分的理由，是因為印度傳統醫學阿育吠陀建議一般人在六點前起床，實際上我曾請幾個家庭將起床時間改為五點半，結果得到了「在課堂上不會打瞌睡」、「上午的工作效率提升了」等各種效果。

當然，有辦法更早起的人，那麼做也沒問題。總之，先決定一個能不勉強自己的起床時間，盡可能不要浪費清晨的時光。之所以要每天在相同的時間起床，理由如同第1章所述，那就是「規律的生活」可以提升大腦的睡眠品質。

阿育吠陀是口耳相傳超過五千年的古代哲學吠陀中的生理學部分，可說是一種統計學（許多人這樣做，便過著健康生活的事實累積）。先不提這個，它在腦科學方面也有許多深具意義的部分。阿育吠陀建議的起床時間是早上四點到六點（將太陽越過子午線的時間設定為中午十二點來計算）。最晚的時間是五點半過後。我考慮到兵庫縣明石（標準時間）與東京日出的時差，扣掉十五分鐘之後，以五點四十五分為起床時間，但不必算得那麼精準也沒關係。至少以六點起床為目標吧。

順便一提，在阿育吠陀中，無論日夜，從十點到兩點的時段都稱作Pitta（火）。據說在Pitta這段時間裡，身體的代謝能力會提升。如果在睡眠中度過夜晚的Pitta，身體的代謝能力會使細胞再生，但若保持醒著則會使身體活動力上升，因而感到飢餓，必須注意。從人們不知道生長激素存在的遠古開始，阿育吠陀就指出人會在晚上十點到兩點進行新陳代謝的事實。

阿育吠陀還說，如果在Pitta這段時間裡，身體接受過多的刺激，便會引起皮膚發炎與發癢的症狀。人類晚上不睡覺，只一味觀看電子螢幕的時期，正好與罹患異位性皮膚炎的人開始增加的時期一致。口耳相傳數千年的生理學，果然不容小覷。既然阿育吠陀建議我們在早上五點左右起床，那麼就很有嘗試的價值。

每天早上五點四十五分起床，拉開窗簾沐浴在朝陽中（冬季時，這個時間天色還很昏暗，等待朝陽自然照射過來即可）。**然後在晚上十點到十一點之間上床，在睡夢中度過凌晨十二點。希望各位先試著實行這件事。**快的話，有些人從第二天起便會感到身體出現變化。持續三天的話，應該會驚訝地發現「感覺滿舒服的」。可以在課業或工作上發揮專注力，傍晚感到心浮氣躁的情形也會減少。

當然，有時做不到也沒關係。我也經常因為加班或聚餐，超過凌晨十二點才睡覺。儘管如此，隔天早上我還是會盡量在五點四十五分起床。這一點非常重要。

如果所處的環境照射不到朝陽，也可以「突然打開亮得刺眼的燈光」。透過照射在視網膜上的光線強弱，讓眼睛產生「刺眼」的感覺，效果雖然不比太陽，但也能使大腦確實分泌血清素。

由於工作輪班的關係，無法按照本書建議的時段就寢與起床的人，不妨使用遮光窗簾等工具來製造「黑暗」與「光亮」的環境變化。無論幾點睡覺或起床，都要在接近黑暗的環境中就寢，並在亮得刺眼的光線中醒來，這樣大腦就能建立起褪黑激素–血清素的分泌節奏。

每天早上分泌的血清素為人帶來穩定充實感

血清素除了有讓人清醒的效果之外，在我們的人生中還肩負著重要的任務。

血清素主要是一種會在早上充滿我們腦內的荷爾蒙，可以為大腦帶來一整天的穩定情緒。血清素分泌充足的話，大腦容易獲得充實感。所以我們容易感受到幸福，熱情也不會消退。喜怒哀樂的情緒表現會變得平穩，一下子興奮一下子沮喪的情況也會減少，變得不容易亂發脾氣。由於血清素讓我們維持熱情、不易陷入消沉，因此又名**「天然抗憂鬱劑」**。我將其稱之為**幸福荷爾蒙**。

早上起床時，你是否會想著「今天似乎也會有好事發生」而感到欣喜？那就是血清素的效果。如果沒有這種感覺，那就必須讓大腦分泌血清素。**人不會因為賺大錢、受到異性歡迎就覺得幸福。而是因為有血清素分泌，才感到幸福。**

另一方面，從戰鬥精神所產生的「幹勁」，雖然具有碰到危急狀況時的那種瞬間爆發力，但因為伴隨著強烈的情緒，所以有時會興奮高昂，有時則反倒會發起脾氣，情緒容易劇烈起伏。而且大腦在這個時候奉行成果主義，要是結果不順利就會感到極度沮喪。

再加上這種「幹勁」會被結果牽著鼻子走，要是沒有獲得成果、受到他人吹捧或安慰，便會沒辦法繼續下去。換句話說，這種充實感會受到結果與周遭人的反應左右。由於心情劇烈起伏，神經系統會承受很大的壓力，沒有辦法長久持續。

相較之下，**血清素帶來的充實感所產生的「幹勁」，既不受結果左右，也不受他人影響**。就算沒做出任何成果，就算沒受到任何人吹捧，內心湧現的充實感也會讓人享受過程本身的樂趣。無論事情是否順利都能好好熟睡，第二天早上抱著「似乎會有好事發生」的想法醒來。

如果長期缺乏血清素的話，說不定會覺得「與成果無關？沒人稱讚也無所謂？那怎麼可能」，不過就血清素充足的人來看，拘泥於勝負、在乎他人評價而戰戰兢兢的心態，才讓人無法理解。因為這種類型的人對於他人沒有客觀的評價基準，所以他們其實分不清何謂勝利、何謂失敗。

明明不怎麼在意成果，那些一臉幸福的人卻收穫滿滿。因為他們不會喪失幹勁、睡眠品質良好，所以仍然保有敏銳的直覺。他們還能牢牢抓住好男人（女人），最終受到對方的珍愛。

在你的身邊也有這種人嗎？他們並非什麼俊男美女，也沒有一流的頭銜，但卻神采飛揚，看起來過得十分幸福，異性緣遠遠超過了他的外在條件。

看上去總是很幸福，很少出現劇烈情緒起伏的人，就算沒有特殊才華或突出之處，也能讓周遭的人感到信賴，覺得想和他在一起。明明不是帥哥美女卻很受歡迎。

「我明明很努力，卻沒有人願意瞭解我」、「那個人是人生勝利組，我好羨慕他」，常常產生這種想法的人，很明顯是缺乏血清素。在想東想西以前，總之先早睡早起吧！

做些輕微的「例行運動」可讓血清素倍增

血清素也和褪黑激素一樣，有訣竅可以讓它增加分泌量。那就是一邊感受著朝陽（不必沐浴在陽光下也沒關係，感受越過窗戶照射進來的朝陽就夠了），稍微活動一下身體。而且最好是在大腦完全清醒之前，讓身體自然而然動起來。據說這種時候，血清素的分泌量有時會高達數倍。

為了在大腦半睡半醒之際活動身體，**要先決定好「每天早上一起床就要做的例行事項」**。例如為花草澆水、拿報紙、做體操等等。

這樣一想，暑假的收音機體操就是最棒的運動。因為「要讓大腦處在半睡半醒的狀態」，所以起床後連臉都沒洗就出去做體操，一邊打哈欠一邊緩緩地活動身體，這樣對大腦最好了。除了負責帶操的大叔之外，每個人都懶洋洋的，動作也做得隨隨便便。這種事有意義嗎？雖然以前會這麼想，但這其實很有意義。

血清素可以提升大腦的學習效果

大腦確實分泌出血清素的孩子擁有好成績。大腦確實分泌出血清素的人擁有優秀的能力。

上一章，我們談過人的大腦會在晚上睡覺時進化。大腦會一再重現白天的體驗進行確認，從中擷取出智慧與感知能力，使其定著在大腦神經迴路上。

可是，晚上睡覺的時間與白天清醒的時間，哪一段較長？是清醒的時間對吧？這麼一來就沒有時間把白天發生的所有事情「一再重現，並轉變為智慧」。當然，我們只能做出取捨選擇。

大腦是在清醒時做出取捨選擇。也就是我們進行心智活動的時候。

當人在進行心智活動時，大腦會標記出「今晚請處理這一段」。就像DVD的搜尋段落功能一樣。在我們睡著時快轉到這裡，將標記段落的前後體驗轉變為智慧與感知能力。

這種「心智活動」比較偏向平穩。像是感慨、訝異、鬆了一口氣、輕飄飄等感覺。在喜怒哀樂的全方位中只要記住這種平穩的情緒，大腦就會記住，並在夜晚將其轉化為智慧與感知能力。無論懊悔或悲傷，只要滲入內心深處，就能轉變成生命的智慧。

舉例來說，正在學習田地的田這個字的小學生。如果她心裡想著「這和爺爺的田地一模一樣」，當天晚上她的大腦應該就會一窺漢字的奧祕吧。正在學習減法的小學生心裡想著「3－2是1、5－4是1？明明數字完全不同，答案卻一樣。咦～」，當天晚上說不定就會發現算式的有趣之處。

重要的是像「感慨」、「不解」、「訝異」這種相對平穩的情緒。而不是強烈的狂喜或無法壓抑的懊悔。在感受到強烈的狂喜後，當滲入內心深處的喜悅慢慢浮現時，那段經歷才會化為真正的智慧。

血清素正是可以引發這種平穩情緒的荷爾蒙。因此，**只要早上能確實分泌血清素，晚上大腦的「知識工廠」將可獲得數倍的成果。**褪黑激素能打開知識工廠的開關，血清素則能為知識工廠輸送原料。

褪黑激素與血清素相輔相成，讓人類的大腦持續進化。黑夜與朝陽的組合果然非常重要。

腸道環境即為腦內環境

九五%以上的血清素是在腸道內製造，再輸送至大腦。

因此，即使說腸道環境即為腦內環境也不為過。如果反覆便祕或腹瀉，就無法期待血清素的分泌，直覺也無法發揮作用。因此我們要照顧好腸道。

如同大家所熟知的，乳酸菌能夠改善腸道環境。

在腸道裡，有一種叫做腸道菌群的乳酸菌菌落。那裡有不同種類的乳酸菌群存在，可以將食物分解、轉變為養分送入血液。

我們一開始會從母親，以及我們接觸到的成人身上自然地獲得乳酸菌。因為腸道內的乳酸菌同樣會存在皮膚上，所以會自然地經由口腔進入體內。

比方說米糠醬菜，味道會隨著負責攪拌的人而有所不同。那是因為負責攪拌的人的乳酸菌增殖了。我母親的娘家在北九州，那裡是全日本米糠醬菜最可口的地方。母親和阿姨們的米糠漬床帶著美麗的金黃色，散發出讓人好想舔一舔的香氣。實際上，用米糠漬床的米糠燉煮沙丁魚是當地有名的料理。在這一帶，據說以前女性出嫁時會帶著米糠漬床當嫁妝。夫家的米糠漬床是不允許新進門的媳婦碰的。因為新進門的媳婦碰過之後，醬菜的味道就會改變。這並不是在欺負新娘子，而是事實，因為乳酸菌的平衡改變了。不過在大多數情況下，乳酸菌的種類愈多愈好。

因此，以母親體內的乳酸菌為基礎，讓家人體內的乳酸菌進入孩子的腸道就能形成腸道菌群。為了盡可能獲得更多的乳酸菌，人們偏好讓孩子吃母親與奶奶做的料理長大。因為沒有血緣關係的兩名女性擁有不同的乳酸菌組合，可以讓菌種增加。家裡有年幼孩子的人，請多多去拜訪婆婆吧。

近來的研究發現了「打造不易發胖體質的乳酸菌」與「擊退牙周病菌的乳酸菌」，並製作成食品與營養品而漸漸普及。兩者都是從不易發胖的人，以及沒有牙周病菌的人的腸道內發現的。

因此在歐美有一種治療法，可以透過分析腸道細菌的平衡，補充不足的乳酸菌以改善平衡。據說是專門提供給上流社會的服務。

就算不用做到這種程度，也有方法可以讓大量的乳酸菌確實進入腸道。**首先是食用親手烹煮的菜餚**。在工廠一塵不染的衛生環境下製造的食品，很難有機會讓乳酸菌混雜其中。光靠便利商店的食品解決三餐是很危險的事。過著獨居生活的人，不妨找幾家由健康的大嬸掌廚的小餐館。已經有家庭的人，請自己動手做菜。

健康的人所做的菜餚，裡面帶有健康的乳酸菌。我那位身為血液營養學專家的朋友總是說「我不想吃沒精打采的廚師做的菜」，這句話說得很有道理。

找到適合自己的優格

還有乳酸菌的寶庫——優格！

現今超市的優格專區裡，擺滿了由數家廠商以不同菌種發酵所生產的商品，任君挑選，沒有理由不加以利用。
據說吃優格時最好早晚更換種類，輪流食用不同的優格。因為乳酸菌的種類增加，可以改善腸道菌群平衡。熱門電視節目裡也曾介紹過「醫生食用優格的方法」，應該很多人都知道這個資訊。
不過，讓我們更進一步找出對自己腸道有益的優格吧。
做法是每天充分攝取單一種類的優格，經過約一週後觀察狀況。如果腸道的健康狀況有所改善，就代表是適合自己的優格。找出兩到三種適合自己的優格，輪流食用。
和母親一起吃母親做的菜的孩子，基本上腸道細菌的平衡與母親相同，所以可以食用母親所吃的優格。
沒辦法食用優格的人，不妨改吃泡菜與米糠醬菜等發酵食品。

睡前不碰甜食、酒類

program

3

晚上吃甜點或許是早上爬不起來的原因!?

就算大家都說早睡早起比任何事重要，但我想還是有些人會認為，最難做到的其實是早起。諸如起床很吃力、全身倦怠、眼睛睜不開、就算清醒了身體也沒力氣等等。

一般人總會把一大早就感到疲憊的原因歸咎於睡眠不足，女性則歸咎於低血壓。有時的確是因為這兩個理由，但其實原因出在「低血糖」的可能性也不低。

低血糖指的是血液中葡萄糖不足的狀態。具體而言，葡萄糖是大腦活動不可或缺的成分，血液中葡萄糖濃度很低時，大腦的活動力會降低，於是人體便會感到倦怠，昏昏欲睡。**一大早就覺得倦怠，其中一項原因就出在前一晚吃的甜點。**

發生許多事情、令人疲憊不堪的一天……當天晚上，你會不會在洗完澡後吃點冰淇淋，當作「給自己的獎勵」？會不會在順道去便利商店時，忍不住買了甜點？前面也提到過，根據阿育吠陀的說法，晚上十點過後身體的代謝能力會提升，因此會讓人感到有點餓。如果晚上十點過後走在回家的路上，正好經過明亮的便利商店，店裡擺放著誘人的甜點，要拒絕那樣的誘惑是非常嚴苛的考驗（汗）。

甜食可以立刻提升血糖值。無論是意識活動或潛意識活動，所有大腦的活動都是透過腦細胞發出的電波來處理，而葡萄糖正是腦細胞的能量來源。進入血液中的葡萄糖就稱為血糖，主要是透過血液輸送到腦部。因此只要血糖值上升，大腦就會活化。相反的，當我們感到疲憊時，為了使腦波活化，大腦便會發出「去吃甜食」、「用最快的方法提升血糖值」的命令。

所以，當我們特別疲憊或是感到有壓力時，腦部會渴望獲得能夠成為能量來源的甜食與醣類，於是到了晚上，我們就會想吃甜食或是喝酒。可是，「晚上用來犒賞自己的冰淇淋」會為隔天早上的自己帶來負面影響。「咦～為什麼!?甜食是腦部能量的來源，對大腦有益吧？」抱持這種想法的你，其實「甜食對大腦有益」是非常嚴重的誤解。

葡萄糖的確是大腦重要的能源來源，提供葡萄糖的醣類是人類所需的營養素。一旦缺少碳水化合物，人類就無法生存。麵包與白飯甚至從以前開始就被當成「食物的總稱」。但是，在空腹時攝取大量醣類，血糖值會急速上升，導致胰臟分泌過多的胰島素藉以降低血糖值，使身體反而呈現低血糖狀態。低血糖是大腦最害怕的情況。「在肚子有點餓時吃甜食」則會造成這種情況。因為「在肚子有點餓時吃甜食，對大腦有害」。

如果不敵誘惑，在晚上十點吃了甜食，接下來的三十分鐘到一小時左右，血糖值會急速上升，使得大腦產生過剩的活力，因而無法好好入睡。到了凌晨一點左右，在你覺得總算能入睡時，體內的血糖則開始不斷降低，呈現低血糖狀態。這會導致大腦的深夜「荷爾蒙戰略」失敗。

到了隔天早上，大腦的狀況簡直遭透了。整個人就像殭屍一樣。所以，早上爬不起來未必是低血壓的關係，真正的原因可能出在前一晚吃甜點所造成的低血糖。

也要多多留意在孩子洗完澡後給他們吃冰這件事。這會造成孩子早上起床時有下床氣，不妨將吃甜點的時間改在前一晚的飯後。

沒錯，**吃甜點的時間，最遲就是晚餐之後的甜點了。**因為和其他食物一起攝取的話，血糖值就不會突然飆高。

有心要減肥的人，吃甜食的時間最好限制在下午四點以前。當照射在視網膜上的陽光減弱，人的活動就會自然地和緩下來。還是在大白天吃甜食，比較不會有什麼罪過。

還有，單獨食用的甜食，如果外層裹著蛋白質或油脂，比較能避免血糖值驟升。建議大家吃布丁或是泡芙這種用雞蛋與奶油一起製作的甜點（而且會讓血糖值上升的麵粉用量也很少）。我在忍不住誘惑，跑去買便利商店甜點的時候，除了會選擇布丁或泡芙之外，還會同時購買毛豆。如果不先吃些纖維素，我會害怕得吞不下甜點。雖然也怕胖，但我更害怕吃完甜點後會造成大腦活動力降低，工作效率不彰。由於長期注重大腦保養，我的單位時間的工作效率非常好，並以此為前提來安排工作行程，因此要是不小心讓工作效率下滑的話，那就麻煩了。

因為深切地瞭解「肚子有點餓時吃甜點」、「大腦疲倦時吃甜點」會發生什麼事，所以每當看見有孩子去補習班之前，在便利商店買甜食和果汁，我就感到很難過。「他們大腦的活動力一定會在上課途中開始下滑，並感到渾身倦怠，然後一邊忍受著那股倦怠一邊努力學習，即使如此，父母送他們去補習班的學習效果還是大打折扣。而且他們回家後還會感到心情煩躁，早上就像殭屍一樣」，我總是在心裡這麼想著。

購買甜甜圈和果汁的孩子們沒有發現，他們親手把自己推進了泥淖。一般上班族在加班之前也是如此。

如果補習前或加班前要到便利商店買東西吃，水煮蛋絕對是更好的選擇。因為雞蛋裡充滿大腦所需的營養素。不妨也看看雞蛋豆腐與蛋花湯等便於食用的雞蛋料理。

另外，選擇三角飯糰比甜食來得好。三角飯糰的內餡，與其挑有海帶的，不如挑含有豐富蛋白質的鮭魚或鱈魚子。如果可以的話，飯糰的米飯中最好也摻有配料，例如青菜、芝麻、海帶等等。更進一步來說，大家知道中式炒飯和茄汁雞肉炒飯比較不會造成血糖值上升嗎？理由在於米飯外層裹了雞蛋與油脂。**為了大腦與瘦身，注意GI值（血糖迅速上升的程度）而非熱量是很重要的。**

具體來說，就是「從低GI且含有纖維素的食品開始吃」。GI是升糖指數（Glycemic Index）的簡稱。GI值是表示食品中所含醣類的吸收程度的數值，數值愈低，表示血糖值會平穩地上升；數值愈高，則表示血糖值會劇烈地上升。

低GI且含有纖維素的食品，包括蔬菜與海藻、蒟蒻、黃豆製品等等。無論是吃點心或是用餐，我建議大家第一口先吃低GI食品。

順便一提，**喝酒造成血糖值上升的程度並不下於甜點**。

我同樣不建議大家在空腹或睡前喝酒。

酒類要在吃晚餐時與蛋白質一起適量攝取。雖然偶爾放縱一下無妨（不這麼做很難墜入愛河），不過最好改掉「每天晚上洗完澡後喝罐啤酒」的習慣。如果改掉這種習慣，腰圍一定會變細。特別是在實行七天計畫的期間，希望大家能嚴格遵守。

如果睡前有點餓，就喝養顏美容的蛋花湯

前面「在睡夢中度過午夜（凌晨十二點）」的段落也曾提到過，晚上十點到凌晨兩點是大腦的白金時間。在這個時段，下視丘與其下方的腦下垂體會化為荷爾蒙的中樞司令塔，當視神經不再受到光線照射，便會分泌褪黑激素與生長激素，另外，黑暗會促使男性荷爾蒙的睪固酮在早上五點左右分泌，根據有計畫的戰略，發出分泌荷爾蒙的命令（當睪固酮與血清素在早上一起分泌，男性便會產生幹勁與無所不能的感覺，以及不知從哪裡來的自信）。

然而，當醣類造成血糖值忽高忽低，使得睡眠變淺或是斷斷續續、睡眠時間太短的話，這個深夜的荷爾蒙戰略就無法按照計畫來執行。

睡前吃甜點會讓大腦無法順利分泌出褪黑激素，因而難以獲得優良的睡眠品質，結果讓人睡醒時感到神清氣爽的血清素也無法充分分泌，所以無法清爽地醒來，一大早就覺得身體沉重，起床變得很吃力。

那麼在感到肚子有點餓，睡不著的時候該怎麼辦呢？我建議大家喝「蛋花湯」！雞蛋是完全營養品，對大腦及身體完全沒有害處，每天晚上喝也沒問題。

我平常煮蛋花湯的方法非常簡單。先用天然柴魚等高湯包煮出熱騰騰的高湯，把蛋液倒入杯子裡，再迅速注入高湯。希望大家務必要使用真正的柴魚熬煮高湯。因為柴魚富含大腦所需的動物性胺基酸與礦物質。

調味則用鹽。褪黑激素與血清素、誘發好奇心的多巴胺、提升專注力的去甲腎上腺素等荷爾蒙的原料維生素B_6，是靠鈉（鹽的成分）輸送到血液中。因此為了大腦著想，鹽是絕不可或缺的成分。偶爾會有人一心認為「鹽對身體有害」，因而極端地減少鹽的攝取量，然而當體內的鈉極為稀少時，便無法把維生素B_6輸送到腦部。**缺乏鹽分會令人消沉、難以發動直覺，請酌量用鹽調味，鹽量控制在覺得「美味」就可以了。**

不過，一定要挑選含有鎂和鉀等礦物質成分的天然鹽。和礦物質一同攝取鹽分時，味覺會正常運作，血液中的酸鹼值達到平衡，幾乎不會對身體產生不好的影響，但是我聽說攝取精製鹽這種非天然的鹽，有時會讓血液中的酸鹼值失去平衡。把身體健康託付給「自然」、「天然」，看來果然很重要。

以前，我曾和一位美麗的華僑小姐聊過天，她說每當自己睡著沒多久就會肚子餓，這時奶奶總是會煮蛋花湯給她喝，同時一邊告訴她**「半夜喝蛋花湯會變成美女」**。

晚上喝蛋花湯不僅對大腦有益，還具有美容效果。從今天起，請把晚上犒賞自己的點心從甜點換成蛋花湯。

如果體質不適合吃雞蛋，或是覺得煮蛋花湯太麻煩，也可以喝杯熱牛奶。請慢慢啜飲大約半杯馬克杯的分量。

program 4

早晨的雞蛋堪比黃金

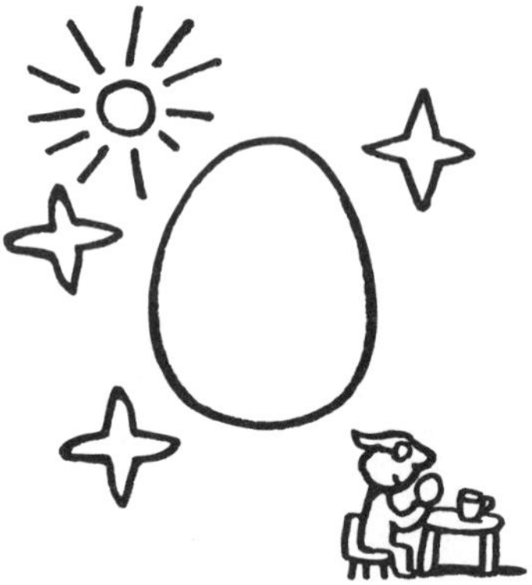

雞蛋是優秀的完全營養品，可使大腦活化又具有美容效果

既然談到了雞蛋，現在讓我們來談談早餐吧。早餐就從吃雞蛋開始。

雞蛋是除了維生素C以外，含有所有大腦所需營養素的完全營養品。

除了蛋白質和脂質之外，還含有鈣和磷、鐵、鋅等礦物質，以及維生素和葉酸。在蛋白質方面，雞蛋均衡地含有九種人體不可或缺的必需胺基酸。

蛋黃的主要成分卵磷脂和膽固醇，是大腦運作不可缺少的原料。蛋白則含有豐富的白蛋白（一種胺基酸）。白蛋白是別名生命力之源的胺基酸。雞蛋擁有孕育生命的所有成分。

仔細想想，這也是理所當然。為了孕育小雞，雞蛋內含有上述所有營養素。順便一提，其中為何不包括維生素C，據說是因為鳥類體內可以自行製造維生素C。要連續飛行數天跨越海洋的鳥類，若體內無法製造可以消除肌肉的疲勞物質、提升免疫力的維生素C，恐怕無法生存。

對於吃雞蛋感到遲疑的人尤其敵視**膽固醇，但它是腦部大量需要的營養素。**膽固醇負責保護神經纖維，防止大腦神經訊號衰減。反過來說，缺少膽固醇的人，大腦會因為神經訊號減弱而無法順暢運作，導致他們出現行動緩慢、反覆說同一句話、抓不住對話重點等情況。順便一提，據說在罹患失智症的人身上，發現低膽固醇血症的機率很高。

二〇一四年，美國政府提出無須對食品的膽固醇攝取量做出限制的看法。在日本，膽固醇長期被視為對人體有害，一般人普遍認為「一天最多只能吃一顆雞蛋」，因此上述看法很難被廣為傳播，然而考慮到大腦的健康，我感到遺憾。

我想有很多人都認定「一天最多只能吃一顆雞蛋」，但大家一定沒想到，這只是一則都市傳說。我找不到「一天不能吃超過兩顆蛋」的依據，好像也沒有其他先進國家有這種說法。

在我家，當然一點也不怕膽固醇。雖然超市的食品架上擺滿了標榜「零膽固醇」與「低熱量」的美乃滋，但我家絕對不會購買這些產品。因為去除膽固醇的美乃滋黏性不足，所以添加了增稠劑，而增稠劑的成分是醣類。捨棄大腦不可或缺的膽固醇，補上對大腦有害的醣類，簡直是莫名其妙。現代人厭惡膽固醇的這件事根本毫無道理……低膽固醇說不定就是造成大腦不思長進的原因。

膽固醇裡含有可提升身體代謝能力的豐富胺基酸，製造血清素等腦內荷爾蒙所需的原料維生素B群、葉酸，大腦運作不可缺少的原料卵磷脂等成分，雞蛋實在是對腦部有益的超級營養食物。總之，早上吃雞蛋肯定沒錯。

當然，吃鮭魚與納豆、火腿與涼拌小松菜配味噌湯……可以從雞蛋以外的食物攝取到豐富蛋白質與維生素的人，不吃蛋也足以維持健康，但即使如此也沒理由不吃雞蛋。除了體質不適合食用的人以外，請大家務必在實行七天計畫的期間，試著早餐吃兩顆蛋。

一早就攝取醣類
會讓人整天都想吃甜食

最糟糕的是，早餐只攝取醣類。

早餐只吃麵包解決的日子，總會在上午十一點左右感到肚子餓，想吃點甜食對吧？那是因為早餐選擇了錯誤的食物。或者是每天一到傍晚就感到倦怠或想睡、注意力無法集中……有上述這些情況的人，早餐是否只攝取了醣類呢？

其實，吐司（因為擔心發胖而不塗奶油）配黑咖啡的吃法糟透了。在吐司表面塗上奶油會好很多。當然，如果再配上雞蛋就及格了。

血糖是腦內傳送電波時的主要能量來源。大腦所有的意識都由電波負責處理，因此糖分是不可或缺的重要營養素。所以吃甜食會讓大腦感到愉悅，並在那瞬間變得充滿精神。人在感到疲憊時會想吃甜食，是因為那是讓大腦提振精神最快的方法。不過就算如此，完全按照大腦的需求來攝取醣類是很危險的一件事。

在空腹時只攝取醣類，血糖值會一口氣上升。當血糖值飆高，胰臟便會分泌過多的胰島素藉以降低血糖值，導致身體反而呈現低血糖的狀態。血糖值劇烈波動會使人的情緒起伏不定、產生倦怠感。

發生低血糖時，人會強烈地想要吃甜食。如果早餐只攝取醣類，就會變成一整天都接連不斷地要吃甜食。沒吃早餐就到公司上班，在上午九點前吃蜂蜜蛋糕配含糖咖啡。雖然吃完後變得精神旺盛，但到了十一點左右就會感到倦怠，想吃甜食想得不得了。要是在這時吃下巧克力，十二點又會再度呈現低血糖的狀態，於是大腦會要求攝取能夠迅速補充糖分的碳水化合物，因而很容易選擇烏龍麵或三角飯糰、麵包、拉麵這類餐點。午餐攝取這類碳水化合物，將會白白糟蹋掉下午後半段的時間。下午三點半過後，低血糖使你心浮氣躁、渾身倦怠，甚至自己犯了錯還對別人亂發脾氣，陷入憂鬱當中。你沒辦法喜歡這樣的自己吧？

而且，每天過著血糖值劇烈波動的生活會令人發胖。因為血糖值驟降會製造中性脂肪。由於接連不斷地吃甜食，導致血糖值反覆上升與下降，因而大量產生中性脂肪。想減肥就要控制血糖值而非熱量。

再加上代謝醣類需要消耗製造荷爾蒙的原料維生素B群。早餐吃甜麵包配咖啡，從早上就開始這種以醣類為主的飲食，將會因為血糖值劇烈波動與維生素B不足，而讓人與幸福腦漸行漸遠。

所以，說到早餐，我已經再三提過，只吃吐司（因為擔心發胖而不塗奶油）是非常糟糕的一件事。沒有搭配油脂與蛋白質一起食用的白色碳水化合物，將會導致血糖值一口氣上升。不妨在吐司上面放一份炒蛋吧。

從早上開始確實地食用雞蛋，精神便能維持到中午，所以不會狼吞虎嚥地猛吃拉麵或蓋飯，而能從容不迫地享用午餐。這麼一來就不會感到倦怠或情緒暴躁，比較容易整天都保持積極思考。

至於減肥也需要多加留意。當體重一增加，不論男女往往都會急著減肥，然而若是過度節食，飲食改以蔬菜為主，胡亂地減少熱量的攝取，就會導致蛋白質不足。蛋白質是新陳代謝所需的必要養分，如果缺乏蛋白質會使代謝變差，落入愈減愈肥的惡性循環中。

想減少體重的人，也別忘了確實攝取以雞蛋為首的蛋白質。

中年發福的意外原因是缺乏蛋白質！

我從五十二歲開始，每天持續吃超過三顆雞蛋。當初我的目的是為了防止大腦老化，但經過四年之後，我的中度脂肪肝已徹底痊癒、體重減了十公斤以上，頭髮稀疏的問題也改善了，就連身高都抽高了一公分！到處都有人跟我說「妳變漂亮了」（微笑）。

改善飲食生活之前，我吃得明明不算多，但體重卻持續增加。頭髮稀疏到連兒子都說：「逆光的時候，可以清楚看出妳的頭形。」如今回想起來，當時的我很容易疲倦。因為我知道自己的專注力會下降，所以一天只安排一場演講或諮詢工作。

我曾經認命地心想，應該是年紀大了的關係，但在罹患帶狀疱疹後，我趁這個機會做了血液檢查，結果發現體內的蛋白質含量極低。血液中的鐵質有助於新陳代謝，而我體內負責儲存這種鐵質的蛋白質（名為鐵蛋白的物質）數值極低，骨骼強度相當於七十幾歲。「照這樣下去，大概六十幾歲就得拿拐杖了」，醫生甚至這麼跟我說。

自從我開始每天吃超過三顆雞蛋後，如今我的血液數值已經恢復到標準值，骨骼強度相當於三十幾歲。在結束兩場演講之後，我還有精神去參加社交舞課程。

人體進行新陳代謝（讓骨骼、皮膚、肌肉等細胞恢復活力）當然需要原料。就算是骨骼也並非由鈣質構成，原料是胺基酸。透過鈣質與維生素K、維生素D的作用，胺基酸會打造出堅硬的骨骼，雖然鈣質也很重要，但千萬不能忘了主要的原料胺基酸。

沒有確實攝取動物性蛋白質的話，光是認真地塗抹昂貴的精華液也沒有任何意義。如果缺少原料，肌膚哪會充滿光澤與彈性。**不灌水泥的話就無法砌牆；不添加麵粉的話就烤不出餅乾；沒有攝取胺基酸的話，就無法打造出健康的肌膚與頭髮對吧？**

豐富地攝取作為肌膚、骨骼與頭髮原料的胺基酸，是延緩衰老最重要的基本。無論男女都要記住這一點。

以三顆雞蛋與蔬菜組成的早餐，讓一整天維持平穩的精神狀態

每天早上，我都是從飲用番茄雞蛋果昔開始一天。作法是將一顆去蒂的番茄、一大匙橄欖油、鹽、一顆生雞蛋，放入果汁機中攪拌而成。我非常喜歡那種帶有柔和橘色的果昔。然後再吃雞蛋，選擇有煎蛋捲或是荷包蛋、溫泉蛋、生蛋配飯。身體狀況不錯時會用到兩顆雞蛋。我的吃法是在雜糧飯上打兩顆生雞蛋的雞蛋漬飯，而非生蛋拌飯。另外還會加入小魚乾。

我天天都運動到渾身大汗淋漓，再加上吃營養品來補充蛋白質與維生素類，需求沒那麼大的人，不妨利用蔬菜與水果多補充一點維生素。

儘管前面已提過好幾次，雞蛋不但含有優良的蛋白質，大腦運作所不可缺少的膽固醇、維生素B群、維生素E、卵磷脂、葉酸等營養素也很豐富。只要再攝取維生素C就能讓大腦獲得完整的營養，真的很令人放心。

在七天計畫期間盡可能吃高品質的雞蛋

至於談到每天都要食用的雞蛋品質，在日本，就算是價格便宜的蛋也很衛生，完全不會為雞隻施打生長激素，可以安心食用（這是雞蛋流通組織的負責人直接告訴我的）。不過，費心照料的高價雞蛋不僅營養成分含量不同，種類也很豐富。多花點錢在雞蛋上面應該也不錯。

就算一顆雞蛋五十日圓，但從優質的雞蛋裡可以攝取到足足十公克的胺基酸。在一百公克的豬肉裡只能攝取到十五公克，以性價比而言非常划算。

順便一提，為了延緩衰老，希望各位每一公斤的體重，可以攝取一公克的胺基酸。所以體重五十五公斤的人就需要攝取五十五公克的胺基酸。若想透過肉類攝取，吃下兩百公克的肉，胺基酸的攝取量也只有大約三十公克。

不過，若是換成精心培育的雞蛋，只要一天吃三顆，不就能攝取到所需量的一半嗎？再吃些撒上柴魚片的豆腐、適量的肉類與魚類，便可攝取到所需的量。

胺基酸含量這麼高，代表維生素E和卵磷脂的含量也很高，把錢花在產銷履歷明確的雞蛋上也不錯。可以的話，我建議大家購買一盒四百日圓左右的雞蛋。當然我並非指便宜的雞蛋不好，請別擔心。

刷洗腳底

program

5

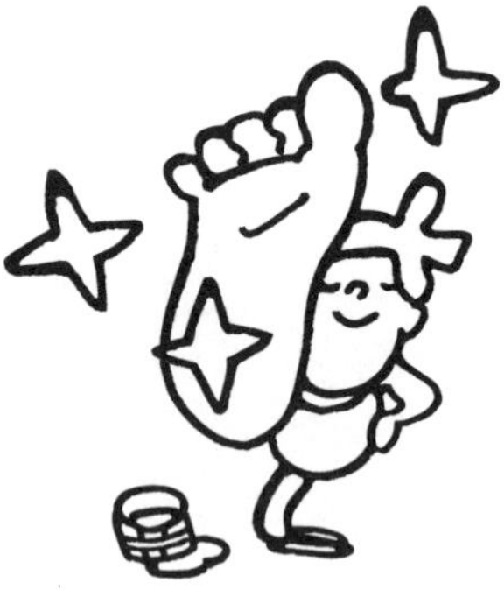

透過摩擦刷洗腳底磨練直覺能力

刷洗腳底是我每天晚上洗澡時一定會做的事情。我是使用刷洗腳底的專用工具，不過用海綿或沐浴刷也沒關係。請嘗試將整個腳底，包括趾縫間都摩擦刷洗一遍。雖然一開始會覺得很癢，但馬上就會習慣了，不用擔心。

為了大腦健康而刷洗腳底，到底是怎麼一回事？

研究結果顯示，刷洗腳底能提升血氧濃度，使微血管的循環獲得改善。皮膚表面的微血管本來均勻地與真皮相連，但隨著年紀增長會漸漸變稀疏。未觸及真皮的微血管增加了。沒有微血管分布的地方會因為缺氧而失去光澤。隨著年齡增長，人的皮膚會漸漸失去透明感、變得暗黃無光澤，就是因為少了微血管。

另外，就算很年輕，容易手腳冰冷的人因為微血管很細，血液無法送達皮膚表面。有些年輕女孩冬天露出雙腿時，上面會出現紫紅色的斑點，那就是微血管循環不良的狀態。

刷洗腳底最大的功效是讓這種微血管的循環變好，並漸漸填補欠缺的部分。也就是讓微血管再生、恢復循環功能，這可說是延緩老化的極致方法。血管均勻遍布的皮膚不易發冷，也不會產生膚色不均的情況，而是呈現白皙透明感。

當然，手腳冰冷的情況也會大大改善。不只腳底，雙腿也可以擺脫膚色不均的煩惱，而能穿上迷你裙露出雙腿，這是真的。我因為胖的關係穿不了迷你裙，但直到五十六歲為止，我依然會露出雙腿穿著高跟鞋，站在講台上演講。

另外，血管是遍布我們全身的組織，刷洗腳底不只會提升腳部的血氧濃度，全身的血氧濃度同樣會上升，全身各處都可帶來血管重返青春的效果。微血管遍布整個大腦，要說**「刷洗腳底等於刷洗大腦」**也沒問題。

刷洗腳底還能磨練直覺能力。

人類透過直立行走，讓大腦得以進化。走路這個行為所引發的訊號，對大腦來說是最大的刺激之一。在我們走路時接收訊號並進行活化的就是小腦。小腦在腦部占了第二大的容積，是掌管空間認知能力與掌握空間感的重要器官。負責走路、說話、吞嚥等生活中各種動作的肌肉控制。做運動時也少不了小腦的協助。

小腦也與「直覺」密切相關。雖然一般似乎認為那在某種意義上是一種巧合，或是執念所帶來的力量，但「直覺」確實是大腦具備的功能，主要是透過腦部潛在區域的作用發揮。

小腦透過輔助右腦的圖像領域來進行空間認知，同時主宰突然發生的無意識行動。舉例來說，在狹窄的走廊上與人擦肩而過時，能夠不放慢走路速度也不撞到對方，便是拜小腦所賜。小腦會像這樣無意識地把認知與行動連結在一起，這也幫助我們產生「剎那的直覺」與做出「迅速的行動」。

被徵求意見時，可以馬上講出面面俱到的回答；擁有快速的判斷力，一有發現便立刻展開行動，這樣的人，表示他們的小腦機能很好。

為了讓大腦脫離不思長進的狀態，要好好地刷洗腳底，藉由讓微血管增加使感覺變敏銳，將腳底的訊息確實地傳送到小腦。因為刷洗腳底能夠去除多餘的角質，腳底的感覺會變得更敏銳。外觀當然也會變得美觀。

徹底磨掉多餘的角質也會清掉棲息在角質層的細菌，還有助於擺脫香港腳與腳臭等煩惱。刷洗腳底不僅能讓腳底變光滑，還可以活化大腦、防止身體老化，希望大家能像刷牙一樣，養成每天刷洗腳底的習慣。

program

6

試著獨自活動（每天擁有一小時獨處的時間）

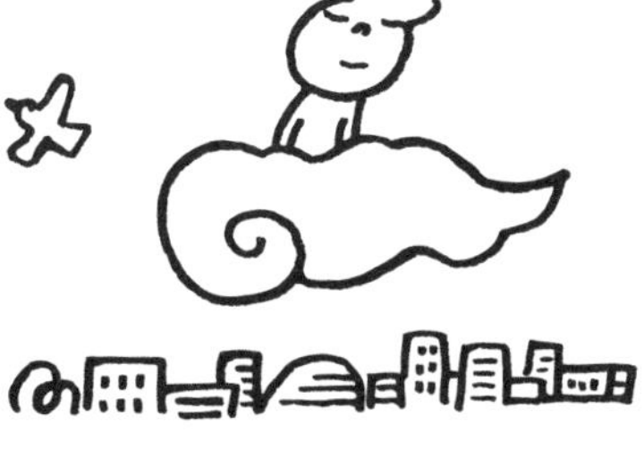

中斷右腦與左腦的連動，讓大腦恢復精神

在實行七天計畫的期間，我希望各位盡可能有意識去做的事，就是每天擁有一小時獨處的時間。

首先我想說明擁有獨處的時間，大腦會發生什麼情況。**擁有獨處時間的目的是為了中斷右腦與左腦的連動。**

右腦主要負責感覺領域，也就是潛意識領域，是在連大腦的主人都還不知情的狀況下，就蒐集外界的各種資訊，創造印象並構築世界觀的地方。左腦則直接和意識相連，掌管語言、符號與數字，是解決現實問題的地方。

連接右腦與左腦的橋梁，是稱作胼胝體的神經纖維束。胼胝體將右腦創造出的印象符號化，使其浮現到意識層面。簡單地說，它是「讓感受通往意識領域的通道」。右腦與左腦透過胼胝體連接而產生連動，讓我們平常得以自由行動。和他人溝通時，左右腦會頻繁且深入地產生連動，感知眼前發生的事情，並不斷連結到語言領域。在這種溝通中，腦波會專注於左右腦的連

動上，意外地無法深入使用整個腦部。

據說與他人交談對大腦有益。大腦在交談時的確會活化，使用著比平常還多的訊號，無奈的是，使用到的空間其實很窄。

想培養品味出眾的大腦，俯瞰事物的洞察力與直覺能力是不可或缺的。要鍛鍊這些能力，阻斷右腦與左腦的連動，發出傳遍整個腦部的訊號是非常重要的。

右腦需要有放空的時間，不須把感受到的事物化為語言和符號，才能在潛意識中創造豐富的世界觀。換句話說，為了不要讓右腦與左腦產生密切的連動，必須完全停止與他人的溝通，這樣大腦才有機會讓訊號從額葉好好傳到枕葉。

我沒那麼常和別人聊天，所以沒關係。這麼說的你，有沒有一直在玩手機？泡在社群網站和聊天是同一回事。這段時間都會受到他人看法的影響。當你替別人上傳的午餐照片按讚時，你的大腦就被鎖進了狹小的地方。一醒來馬上刷社群網站，直到睡覺前還在刷社群網站……，這樣大腦根本無法切換成輕鬆運轉的模式。

所謂獨處的時間，是指徹底遠離社群網站以及電子郵件等「他人的看法」，獨自專注投入某些事物的時間。透過冥想、打坐或抄經等活動讓自己獨處當然很理想，但不必做那麼困難的事也沒關係。能夠充分運用五感，讓自己專注在每一個步驟上的烹飪，就是訓練自己獨處最好的方式。

以前有電視節目曾比較過以下兩者的大腦，天天做菜的七十多歲男女與五十多歲的大公司主管，結果發現前者的大腦比較年輕，連我也感到很訝異。「總是不斷揣測他人心思」的主管，大腦承受了很大的壓力。能夠心無雜念忙著做家事的人，大腦比較健康。因此，洗衣服或打掃的效果也相當於烹飪。專注於園藝或手工藝、繪畫、演奏樂器等興趣上也很棒。

重點在於要能遠離日常人際關係的衝突，專心投入。擁有自己熱中的事情十分重要。

看電影或看書也很不錯，不過我建議選擇間諜或奇幻這類跳脫日常生活的內容。像是商管書或探討與自己境遇類似的主角常見的苦惱等作品，會讓人受到牽引而被拉回日常。在第3章將會介紹哭對大腦的益處，這些題材可以讓人落淚，但無法讓我們與自己獨處。

音樂也是一樣。唱著描述自己煩惱的歌曲，會讓人忍不住投射到現實中的自己身上，導致大腦失去俯瞰事物的洞察力。即便是有歌詞的歌曲，我也建議聽酷酷的搖滾樂，或是爵士樂與古典音樂的樂器演奏曲。特別是古典音樂的樂器演奏曲，從以前就被認為對大腦有益。包括愛因斯坦博士在內，許多科學家都與古典音樂為友，我就認識三位「聽巴哈的音樂，論文就寫得很順」的博士。

就算不特別提醒，男性也會自己找時間獨處。星期六上午癱著不動的男性，幾乎都是處於這種狀態。此外，他們會在深夜開著電視發呆，如果覺得他根本沒在看而關掉電視，他又會生氣。這對男性來說是一種冥想時間。他們阻斷了右腦與左腦的連動，正在使用左右腦的所有部分來整理大腦。有些人天天都會這麼做，有些人則是每週整理一次。要記住，儘管他們看起來好像什麼都沒在做，只是在發呆，不過對大腦來說，這是一段絕對必要的寶貴時間。

女性總是將大腦用在維持現實的運作上，很容易受到他人看法的影響，所以比想像中更難自然地進入這種狀態。因為女性在清醒的期間往往會想著「那個人為什麼要說那種話？」、「他沒回信，怎麼回事？」、「我得去買那樣東西」等等。希望大家有意識地提醒自己，一天要保有一小時獨處的時間。我已再三強調過，用社群網站填滿生活的空檔，真的很浪費人生。坐在咖啡廳一角，心不在焉地眺望著來往的行人……簡直就像巴黎女子一樣充滿迷人風采。不過，這麼做真的可以讓大腦擁有俯瞰事物的洞察力與直覺能力，是讓自己實際成為好女人的一種訓練。

希望周遭的女性能夠諒解男性需要有放空的時間。得不到諒解的男性，可以建立自己的祕密基地。找一家自己喜歡、能夠安靜坐著的酒吧或許也不錯。

獨處的時間是讓大腦從胡思亂想中得到解放，也是磨練直覺能力的重要訓練時段。

program

7

不說「喊停」的話

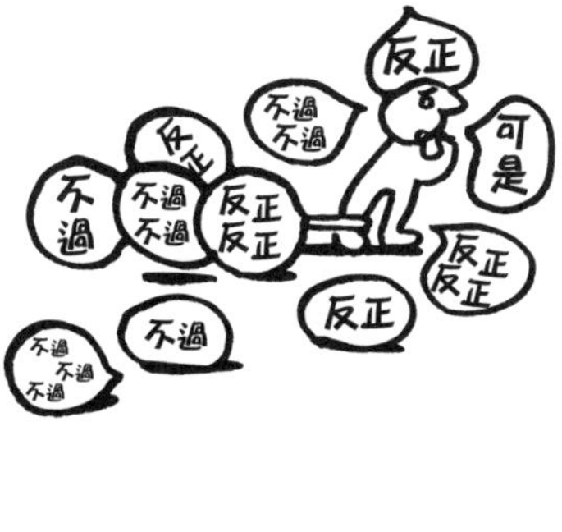

禁止使用不過、可是、反正，是能快速改變自己的方法

接下來，我要談談切斷大腦負面迴路的語言習慣。

你是否容易心浮氣躁、陷入沮喪的情緒？

自己明明已竭盡全力，卻感覺沒有得到他人的正面評價與理解？

當狀況發生時，總是會先擔心一些事情，並常常使用「不過」、「可是」、「就算你這麼說」這些口頭禪？

符合上述狀況的人，代表你的大腦神經迴路可能偏向負面。

如同第1章所述，大腦是用潛意識的迴路來觀察世界，只會讓判定為有必要的資訊浮現到意識層面。

當負面迴路居於優勢地位時，在世界上森羅萬象的事物中，大腦只會看到那些不好的。

不思長進的腦是指「大腦總是只看到事情不好的一面，因此雖然有心前進，卻無法愉快向前邁進」。

擁有這種大腦的人，有許多案例都是由具有高知識水平又愛操心的母親細心培育長大的。「如果你做那種事，就會發生這種後果。為了避免這種後果，你要這樣做。」一老是聽著尚未發生的失敗結果，並不斷被教導要回避失敗，這樣的小孩長大之後，將成為凡事表現完美的模範生，但另一方面，他們大腦內的負面迴路也會很發達。

擁有不長進的腦的人缺乏自信。儘管缺乏自信，又因為自尊心強而害怕失敗。當他們害怕失敗時，就會對大腦踩煞車。因為踩下煞車，大腦便會愈來愈不思長進，陷入惡性循環中。**解除煞車、讓大腦活化最快速的方法，便是禁止使用「不過」、「可是」、「反正」這些不該說的話。**

我在二十幾歲的某一天發覺這件事，因此下定決心，以後絕不再說「不過」、「可是」、「反正」這三個詞。

有一次，上司命令我在週二前完成無論再怎麼努力，最快也要到週四才能全部完成的程式測試。面對明知下屬無法達成，卻還是堅持要求「想想辦法」的上司，我思考著該怎麼不說「不過、可是……」來克服這個難關。我深思後這麼回答上司：「週四才能完美地完成所有程式測試，如果週二必須先交出某些結果，那我就先交一份還未達完美的中期報告吧？」

從此以後，當上司提出不合理的截止日期時，我一定會先像這樣提出提議。

只要不說「不過、可是」，就結果來說，雖然並未接受對方的要求，但卻給人十分積極提出解決方法的印象，實際上，我也學會思考必須具備哪些條件，才有可能完成對方託付的事，並將條件說出口。

養成這個習慣之後，不僅口頭不說「不過、可是」，這些字眼也從我的腦海中消失了。當然，我並非從一開始就辦得到，做起來也不容易，但只需要每天有意識地不去使用，思考迴路就能變得積極正面，各位想必會感到很驚訝。

還有，「反正」是貶低自己的詞彙。希望大家記住，只要你還持續貶低自己，就無法切斷負面迴路。

為了避免使用「反正」這個詞，希望大家時時刻刻都把自己當成世間的標準（Standard）。我們之所以對他人感到羨慕，是因為覺得自己遠低於世間的標準。愈是追求完美主義的人愈會如此，「好想變得更瘦」、「好想變得更年輕」、「好想變得更漂亮」、「好想變得更聰明」、「好想說一口更流暢的英語」，他們會設法讓自己符合這種「好想更加～」的標準。因此，當自己遠遠達不到標準時，就會讓大腦產生「反正像我這種人……」的想法。

試著這麼一想後，可以發現「反正像我這種人……」其實是句傲慢的話。換句話說，正是因為認為原本的自己（應該）更優秀，才說得出這種話。從今天起放棄這種思維吧。「更苗條的自己」與「工作能力更強的自己」才不是標準。因為看好你的人是看到「現在真實的你」，所以要全力以赴回應他們的心意。希望大家抱著這種心態度過這七天。

「辦不到的事」是人與人之間的黏著劑，笨拙的一面會討人喜歡

我在研究大腦時發現一件事。**人會被他人的優點所吸引，並對優缺點之間的反差感到著迷，又長久地愛著對方的缺點。**

其實用得到優點的場合，意外地很少。

大家覺得這是為什麼？大腦是透過相互作用來認知對象。傾向於關注因自己的影響而改變的事物，並對其產生熱愛之情。對於不管做什麼都沒有任何反應的事物，是無法長期湧現好奇心的。

因為事實就是如此，不是嗎？少了自己就活不下去的寵物是多麼可愛啊！

反過來說，請試著想像自己成為超人力霸王的妻子。他是抱著堅定使命感的英雄，賭上自己的性命前往數萬光年外的星球，拯救住在上面的孩子。我不認為超人力霸王有懶散邋遢的一面，看起來也完全沒有自怨自艾（覺得自己很可憐的感受），根本不可能會向妻子抱怨「我都那麼努力了，今天卻

沒成功」。

清爽有活力、實力強大、不會忘記帶東西、確實地拿出成果、既不抱怨也不自吹自擂。這樣的人物當然是了不起的英雄，但我們該怎麼做才能持續愛著這種男人？

要是沒有一、兩件少了自己就活不下去的事，便很難會讓人產生愛意。

男人都這麼說。和年輕貌美的女性一起吃過飯後，在回家的路上便會覺得妻子更可愛了。只要試著將打扮得漂漂亮亮的她的身影，和沒化妝還穿著緊身褲躺在地板上的妻子擺在一起，就覺得胸口一陣悸動，開始小鹿亂撞。

雖然這番話無論對女性友人或妻子都很沒禮貌，但這是人腦的真理。我也一樣，比起在非洲大草原上悠然漫步、美麗無比的獵豹，還是我家的醜貓可愛得多。每次在路上看到美麗的貓看得入迷，我就覺得很對不起我家的貓而趕快回去。去貓咪咖啡廳就像是背叛她一樣，我絕對做不到。路上的貓愈是美麗，我對她的眷戀也就愈深。你應該也明白這種感受吧？

所以，擁有缺點正是吸引他人的黏著劑。這是腦科學上的事實。總之在實行七天計畫的期間，請把自己辦不到的事情當成吸引他人的特點，並喜歡上它。無論是學了多年都沒進步的英語會話、做家事時笨手笨腳、不懂得安排計畫，這些都是討人喜歡的黏著劑。當然，不只辦不到的事情，外貌與年齡也包含在內。例如「反正我就是個中年大嬸」或是「反正我年紀大了」之類的話，**「反正」是讓自己扣分的詞彙，不只別說出口，也別這麼想。**

這並非精神論，而是一種訓練。在實行七天計畫的期間，每天持續練習不說「不過」、「可是」、「反正」，如此一來思考就會漸漸變得正面，而能夠自然地說出積極的話。

不對他人說三道四

program

8

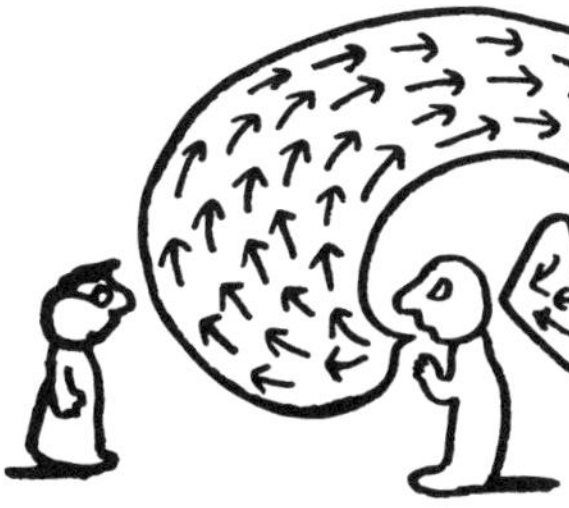

自己的言行舉止，將會阻礙他人的人生

對於在人際關係上受挫、做事容易猶豫不決的人，改善這類負面迴路的有效處方，就是「不對他人說三道四」。特別是正在努力做某些事的人，或是想要動手做某些事的人，千萬不要對他們說這些。傻傻地相信他人、天真地思考「我想做這件事」、「我想做那件事」，會對這樣的自己扯後腿的人，正是我們自己。**過去「曾對他人說三道四」的記憶會令我們懷疑他人，並對想做些什麼的自己喊停。**

舉例來說，對於拚盡全力工作的人，在背後說他「偷跑」。就算偷跑跌倒也好，從中可以學習到許多東西，而且比起「不犯錯、凡事表現完美的人」，一般人會覺得「犯了錯，向自己求助的人」更討人喜歡。比起偷跑，因為害怕偷跑而無法起跑才是更嚴重的問題。

假設你在企劃會議上說出「反正做那種事也沒意義」，在著手去做之前

就先想到失敗。下次換自己準備做某些事時，腦中就會浮現「做了也沒意義」這句話，並在開始之前先踩下煞車。

把聯誼時認識的醜男約妳去看電影的郵件拿給朋友看，一起取笑他。就算下週遇見的帥哥約妳吃飯，妳也會心想「總覺得他會取笑我」，而錯過難得的機會。

像這樣**一再「對他人說三道四」，大腦就會變得容易瞬間喊停**，而且還是對思考本身喊停。根本不是「雖然浮現了這種念頭，但還是別行動吧」，而是根本連想法和點子都不浮現了。這真的很可怕。

愈會出賣別人的人，猜忌心就愈強；愈瞧不起別人的人，就愈會覺得自己可能被人看扁。反過來說，不會瞧不起別人的人、不會嘲笑別人的人，就算沒有清楚的自覺，基本上也會相信他人、相信自己。到頭來，這兩者都是自己所建立的大腦迴路。

大腦彷彿就像碟型天線。看似接收了所有訊息，實際上卻具有指向性。說出負面話語、生活中充滿負能量的人，大腦會在無意識中，變得在面對各種事情時，只會看到負面的部分。

在一百個事象中，選擇通往失敗的那三個事象的大腦，與選擇通往成功的那三個事象的大腦。大家都說後者的運氣好，而本人也這麼認為，不過實際上，這是大腦神經迴路的結構差異。而造成兩者差異的，正是平常生活中的口頭禪與思考習慣。

話雖如此，要做到「不對他人說三道四」也是有技巧的。在腦中浮現負面的句子之前，就算硬找也要找出對方的優點來稱讚。即使無法實際說出口，只在腦中想也可以。用心去發現別人的優點，自然而然也能發現自己的優點……進而產生自我肯定感，真不可思議。

這是改善負面思考習慣最好的做法。

只要讓大腦神經迴路轉變為「能發現他人優點」的正面迴路，眼中看到的景物一定會變得跟現在截然不同。

接受他人的批評

program

9

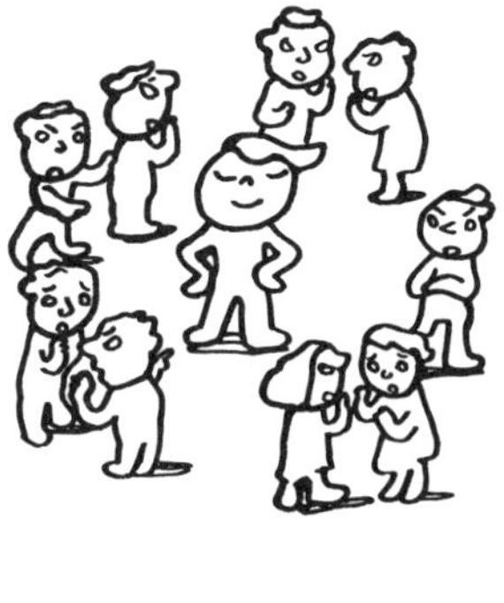

試著鼓起勇氣，做出會招來他人批評的事

在「不對他人說三道四」的同時，我還希望各位能夠「接受他人的批評」。

這是**為了讓那些不知道自己想做什麼，缺乏幹勁、毅力與雄心的人，大腦也有機會進入輕鬆運轉模式的程式**。具體而言，目的是讓人不再把別人的批評放在心上，不再介意他人的目光。

試著故意去做會招來他人批評的事。結束一段從以前就覺得是浪費時間的往來關係、停止在社群網站上發文，無論什麼事都可以。你一定可以找到一件從以前就想嘗試、且不會干擾到他人的事情，而這件事會讓你遭到他人的指責。

等你遭到他人的指責後，就輕鬆自在地應付過去（「啊～妳說得對，媽，對不起啦～」類似這樣），試著完全別放在心上。

嘗試接受他人的批評，其實不如想像中可怕。萬一因此失去朋友，少了

會對你說三道四的朋友可是輕鬆多了。只要體驗過後大家就會明白。

而且說不定，根本沒有人會批評你。這時便可瞭解到，其他人比自己所想的更有度量。這麼一來，自己就能變得比昨天更加心胸開闊。

太過在意他人的眼光，無法培育自己的大腦

當我們在意他人的眼光時，右腦與左腦會產生不必要的緊密連動。當右腦與左腦緊密連動時，我們會對自己的情緒與他人的不安反應變得很敏感。正在育兒的母親會讓右腦與左腦緊密連動，以免錯過寶寶的些微變化，要是在面對其他人時也讓大腦處於這種狀態，**當然會對他人的眼光與言行過度敏感，變得容易受傷。**

因為害怕受傷，而試圖當一個不會受到別人批評、表現完美的好孩子。結果造成自己缺乏好奇心、幹勁和想像力，即使擁有才華也運氣不佳，表現乏善可陳，正是因為塑造了「不長進的腦」。

在「試著獨自活動」的段落中，我們也詳細介紹過減少右腦與左腦連動的方法。保有一個人獨處放空的時間、徹底脫離社群網站並「接受他人的批評」。還有，那些批評你的人其實並沒有抱著強烈的惡意，只是因為批評別人會讓他們感到很暢快罷了。所以被批評的時候，只要想著這是自己「給對方（隨便他罵）的福利」就行了。

因為失敗大腦才得以進化，變得充滿魅力

接下來，我要談一件更重要的事。在意他人眼光最大的弊害，就是會變得害怕「失敗」。**對於大腦來說，失敗是變聰明所需經歷的過程。**大腦是透過失敗來清除不需要的迴路逐步進化，明天變得比今天更聰明、後天變得比明天更聰明。體驗到失敗的腦，海馬體會在睡眠中反芻失敗，並清除不需要的迴路，漸漸學習不再重蹈覆轍，如果缺少這個過程，我們就無法獲得大腦生存所需的直覺能力，也就是「掌握事物的能力和感知能力」。

所以，特別是年輕人（當然中高年齡層也一樣），要經歷更多失敗！當自己失敗出糗、遭到他人批評時，不妨放開心胸說聲「對不起」，向對方道歉就好了。在失敗出糗後道歉並重整旗鼓的人，看起來十分迷人。失敗能夠打造出魅力。為了成為好男人和好女人，失敗是必要的經歷。

將焦點放在興趣及專業上，而非自己身上

即使如此，依然害怕失敗、不想被別人批評的人，我想告訴你們的是**「將焦點放在興趣及專業上，而非自己身上」**。

「我想成為出色的職業婦女」或是「我想成為帥氣的商務人士」，像這樣把焦點放在自己身上，在失敗時會感到自己遭到全盤否定，整個世界都崩塌了。

不過，像研究者心想「我想創造出世界第一的人工智慧」，或是編輯心想「我想出版讓讀者喜極而泣的好書」，如同上述**把焦點分別放在興趣及專**

業方面，在失敗或受挫時，應該就會自然產生「還有很多地方有待改進」的想法。

砂原由彌女士是我很尊敬的美髮師。她是不斷受到知名男女演員指名服務的一流髮型設計師，但據說她總是會在腦海中想像自己穿著玩偶裝進入顧客的內心。她說：「這樣一來，我就能看出這位客人希望做什麼造型。」

以前有人問她：「感到沮喪時，妳會怎麼提振精神？」她回答：「我從來不曾沮喪過。因為我總是只思考顧客的事情，如果有人感到不滿意，我便會一心想著該怎麼為對方改進自己的服務。」

這正是把焦點放在專業上的人所做出的回答。完全不去想「別人怎麼看我」、「我想受人尊敬」、「我想得到感謝」。就算失敗、遭到否定，自身的信條也不受動搖，像這樣的人非常強。

除了專業之外，把焦點放在興趣和關注的事情上也不錯。

我開始跳社交舞已經超過三十七年了。愈練習愈感覺到社交舞的深奧，至今在每堂舞蹈課上，依然感覺到自己在進化。我年輕跳國標舞時，總是抱著「快看我跳得多好！」的心態在跳舞，因此一挨罵就會很消沉。不過四十歲過後，我的心態改變了，「被提醒缺點代表還有進步的空間」，內心因而感到很開心。

如今我的目標並非「舞技出眾的自己」。「追求正宗的社交舞」才是讓我感興趣的目標。我所追求的「真正的舞蹈」遠在天邊，這讓我感到興奮。而且想要以此作為目標邁進，愈是挨罵愈是感到自己仍然具有可能性。

人生直到死亡為止都走在進化的路上。只要將被打回票視為對方認為自己「有發展的潛力」，如此一來就算被人批評也一點都不可怕。

從「我明明那麼努力，卻沒得到認同」的自憐心態，轉變為「我還有成長的可能性」，且「遭到別人批評時會感到心情愉悅」的自己。

碰到消極負面的人，頭也不回地逃開也無妨

完全不要在意自己受到批評這件事。如果批評內容是具體的建議，可以

拿來參考。但我的腦科學老師曾說：「**當大腦的世界觀不同，所謂的正確答案也會不同。如果全盤聽信別人的說法，大腦就無法獲得良好的發展。**除了自己尊敬的人以外，其他人說的話全部無視就行了。特別是那些滿口負面言論的人，最好頭也不回地從他們身邊逃開。」

對於那些會潑你冷水的人，真的不要再跟他們見面了。如果是你的母親，最好在心中做好跟她切割的覺悟。

只是，世上會削弱我們動力的人，多到無法細數。而且如果是像家人這種關係親近的對象，他們更會自以為是為你好，你一言我一語地削弱你的動力，讓人難以擺脫。

因此在實行七天計畫的期間，希望大家能刻意去體驗「被人批評也不在意」這件事。**只要能堅持下來，接下來就會變得容易許多。**

第3章

在七天期間試著做做看

封鎖負面的「思考習慣」

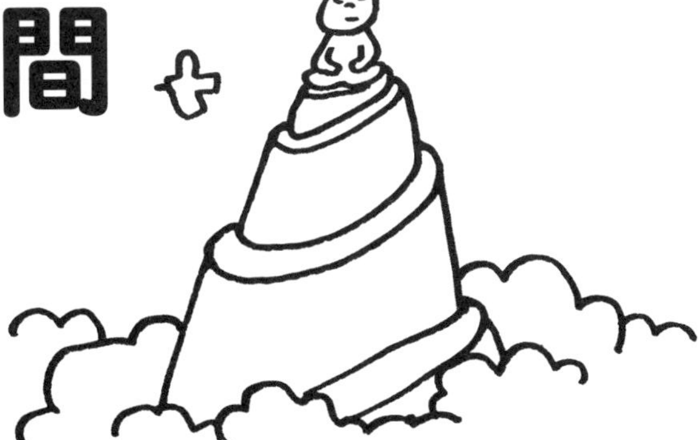

接下來，我將舉出五件希望大家在實行計畫期間嘗試的事情，不必每天做也無妨。要在七天內全部嘗試或許有困難，不過在計畫結束之後，這些事情當然還是對大腦有益。反過來說，這些是我希望大家在往後的人生中也能去嘗試的事情，不必拘泥於這七天。當你的心態在七天計畫中變得積極之後，希望大家儘早試試看。

人活得愈久，愈容易養成「思考習慣」。**「思考習慣」是指腦波訊號一再反覆經過相同的神經迴路，造成該迴路變成容易通電的狀態所產生的結果。**如果形成的是正面又容易成功的迴路，那就是好的「思考習慣」；如果形成的是負面且容易通往失敗的迴路，便成了不好的「思考習慣」。

我想在這個章節中說明增加良好的思考習慣、阻絕不好的思考習慣的方法。如果各位碰到事情時總是會往負面的方向發展，請務必參考這裡所列舉的應對方法。這些是能讓大腦活化、使自己變得與過去截然不同的方法。

program

10

感到悶悶不樂時，總之先睡一覺

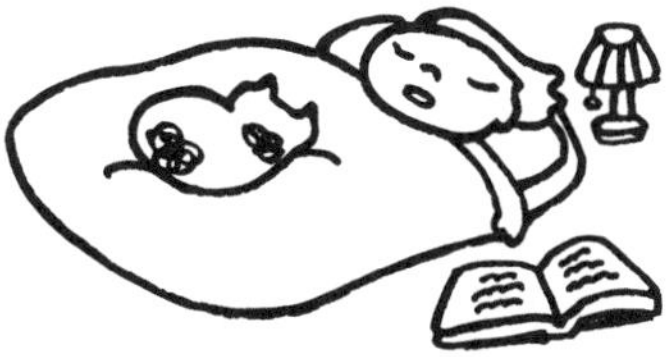

情緒悶悶不樂的話，大腦會轉變成失敗腦

你在沮喪時會做什麼？千萬不要追究或是反省自己悶悶不樂的原因。**因為悶悶不樂的迴路長時間通電的話，大腦就會養成不好的思考習慣。**

前面也提到過，大腦會在睡眠中進化。今天的經驗會回饋到大腦神經迴路，增加智慧與感知能力。

在得到失敗教訓的當天晚上，失敗時用到的神經迴路閥值（引發生物反應的最低訊號強度）會提高，變得難以通電。如果因為成功而感到開心，則會引起相反的情況，人類的大腦每天都在轉變成不易失敗、容易成功的腦。

明明大腦在睡眠期間，讓失敗時用到的迴路變得難以傳送電波訊號，但在清醒期間，若是悶悶不樂地回憶起失敗，失敗迴路就會再度復活。

舉例來說，你在打高爾夫球時回想起「啊～上次我打成了滾地球，別再像那樣揮桿了」。這一瞬間，你打出滾地球時用到的神經迴路會再度通電，

讓你當天同樣打出滾地球的發生機率確實地上升。

偶爾為了降低風險，稍微回憶起過往的失敗無妨，然而一再回想是很危險的事。悶悶不樂不就是像這樣嗎？

在睡眠期間，失敗會化為「難以失敗」的訊號輸入我們的大腦，所以不必擔心。這代表失敗或是遇到討厭的事情時，就要睡一覺。**在情緒沮喪、開始感到悶悶不樂時，總之快去睡覺！**

失眠的時候
強迫自己「哭」或是「笑」

可是像這樣的日子，偏偏讓人難以入眠。碰到這種情形時，就強迫自己笑或是哭。

無論「哭」或是「笑」，本身都具有釋放神經系統壓力的力量。而且，不必為你介意的事情哭或笑也沒關係。看連續劇流流眼淚就行了。看著寵物可愛的模樣露出微笑也可以。

經研究證實，人在流淚時會分泌一種具止痛作用的腦內啡——名為亮氨酸腦啡肽的荷爾蒙。這是用來解除大腦神經迴路緊張的荷爾蒙。具有調整自律神經、內分泌、免疫系統紊亂的作用。

人在悲傷、極度感動、疼痛的時候，神經系統會處於高度緊張的狀態，這時會自然地流出眼淚。這是為了解除神經系統的極度緊張狀態，是大腦回避風險的功能。

比方說和情人吵架，忍不住情緒激動而落淚時，你是否覺得哭完後很痛快，肚子也餓了？明明問題還沒有解決。沒錯，**哭能讓我們感到暢快**。因為工作失敗而悶悶不樂時，好好地哭一場就沒事了。

另一種則是笑容。

人在開心時會笑，不過擺出笑臉就會感到心情愉快也是事實。大腦與臉部肌肉也適用於反向輸入。

我們的腦中有一種稱作鏡像神經元的細胞，具有像鏡子一樣的功能，可以反映出眼前對象的臉部表情。當眼前的人露出微笑，自己也會跟著展露笑顏對吧？而且只要露出笑容後，就會莫名地感到開心。沒錯，透過散播表情，情緒也可以跟著散播。

當然，喜歡的對象在眼前露出笑容是最棒的，就算不是這樣，光是自己露出笑容也有效果。沒辦法做到的人，可以觀看搞笑影片。

找到適合自己的催淚道具

因此心情悶到極點時，我建議大家透過哭來放鬆神經系統的緊張。至於輕微的鬱悶情緒，則可以用笑來消除。

不過在睡前哭，隔天早上眼睛會浮腫，因此要哭的話，還是選擇早一點的時間。而且還有方法可以幫助我們快速哭出來。

只要有正在育兒的母親對我說「我總是忍不住向孩子發洩情緒」，我便會建議她們準備好「催淚道具」。

在育兒時期，我有個百試百靈的催淚道具。那是一本名為《活了一百萬次的貓》的繪本。只要看這本繪本，我一定會掉眼淚。當自己快要把工作與家事的壓力發洩在兒子身上時，我便會慌忙翻看這本繪本迅速地掉淚，解除神經系統的緊張，並讓心情平靜下來。不妨找幾個像這樣的催淚道具，需要時應該會很方便。或者定期觀看電影或韓劇，時不時哭泣也是一個方法。

順便一提，兒子在長大之後告訴我，「這本繪本好可怕～每次媽媽看了都會哭。直到現在，我看見這本書還會有壓力」。要是當初我在孩子看不見的地方哭就好了。

活動身體

program

11

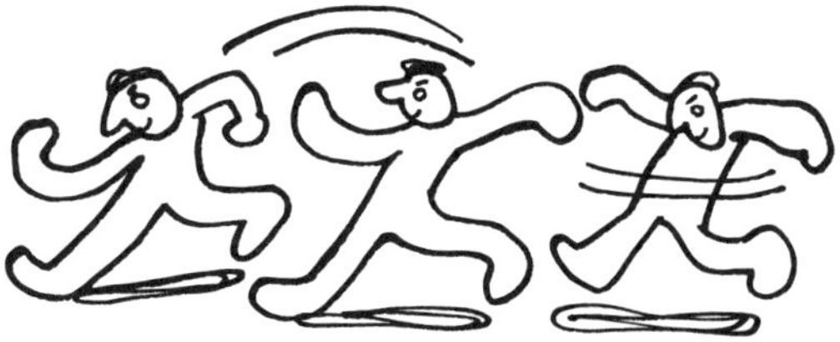

養成做有氧運動的習慣，讓大腦變得不易悶悶不樂

除了睡覺以外，「活動身體」對於改善大腦悶悶不樂的狀態也能發揮戲劇性的效果。讓人稍微出汗的有氧運動就很適合。

想要改善大腦，不可或缺的是好奇心與專注力。

明明缺乏好奇心卻得用功讀書，沒有比這更痛苦的事了。要是缺乏好奇心，就算能構築單純記憶，也無法構築感知能力。姑且不提升學考試，單純的記憶在商場上根本派不上用場。要是缺少感知能力就沒有意義。

好奇心是由多巴胺這種荷爾蒙所創造的。多巴胺會製造出容易被某些事物吸引的狀態，使人容易關注某些東西。當我們投入關注之後，腦波訊號便容易一口氣傳送。

可是，如果只有多巴胺的話，人的注意力會分散到各種東西上，像過動症一樣不停地產生反應，「這是怎麼弄的？」、「啊，這個呢？」、「喔，那個呢？」當第一個訊號從大腦閃過後，便無法抑制第二個以後的訊號。負

責這項任務的是去甲腎上腺素。

當我們開始注意到某個事物時，去甲腎上腺素會抑制其他的雜訊。換句話說，就是和多巴胺合作，讓我們產生正向積極的專注力。

如果僅有去甲腎上腺素的話，那不就只是抑制腦波訊號的效果，它會引發消極的情緒，令人悶悶不樂。

為了引導大腦神經迴路達到洗練的狀態，要同時分泌出誘發好奇心的多巴胺，以及打造專注力、讓好奇心可以集中在單一目標上的去甲腎上腺素。在這種狀態下，大腦可以有效地獲得感知能力與智慧。

而自己也能感覺到正向積極的專注力得以持續下去。當然不會再悶悶不樂、拖拖拉拉。

對於改善「不長進的腦」來說，第十一點是非常直接的要點。

要同時分泌這兩種重要的荷爾蒙，只有一個方法。那就是進行能讓身體稍微出汗的有氧運動。

散步、慢跑、騎自行車、游泳與跳舞等運動的效果十分顯著。不是運動也沒關係。如果是小孩子的話，讓他們自由玩耍對大腦最好。只要認真地打掃，那也是一種能讓人流汗的有氧運動。認真地唱卡拉ＯＫ也同樣具有效果。

進行有氧運動可以大幅改變腦部的血流量。當血液量增加時，血液中含有的氧氣與大腦能量來源的葡萄糖也會大量輸送至腦部，使腦神經細胞活化。再加上除了多巴胺與去甲腎上腺素之外，幸福荷爾蒙血清素的分泌量也會增加，可以讓人的精神處於穩定狀態，保持平穩積極的心態。

我所認識的事業有成者，每個人都有從事體能活動的習慣。請大家務必養成一項可以活動身體的習慣。

偶爾嘗試倒著走路

program

12

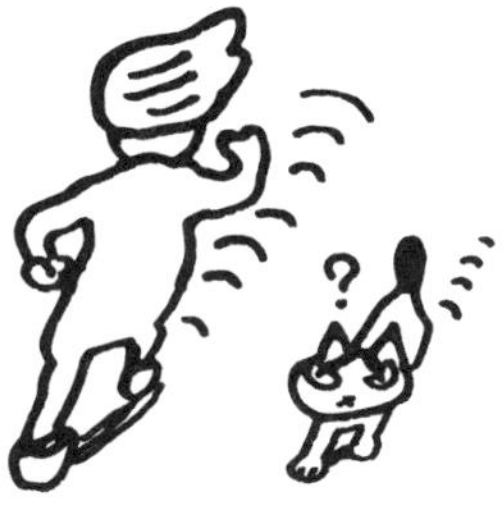

運用平常沒用到的肌肉，激發新點子

接下來想向大家介紹我為了切換成積極迴路，激發想像力與活化腦部所做的「身體動作」。

人的大腦有每天使用的習慣，有經常使用的部分與不常用到的部分。當思考拘泥於一件事情上，來回兜圈子的時候，請試試看倒著走路。倒著走路會與平常向前走時運用到不同部位的肌肉，同時大腦的控制結構也會使用到其他地方，**光是這麼做，意識就會投向其他地方，可以脫離沒有出口的憂鬱情緒**。在想不出好點子時也建議大家試試看。

以前我在研究所工作時，上完廁所回自己位置途中，總是會倒著走路。上廁所前解不開的問題，有時在倒著走路的途中就突然解開了。仔細想想，我還真是個怪人，不過我在研究所裡不算特別顯眼。因為還有更古怪的人（苦笑）。要是各位的工作環境很注重品行，請小心留意一點。

現在我每天都跳社交舞，有很多倒著走路的機會。在男女兩人一組，由男性帶領的社交舞中，幾乎所有舞步都是由女性後退開始。由於男性必須一邊確認舞池的空間一邊移動，因此舞蹈的基本是男性前進。我真的很推薦大家接觸社交舞。

把倒著走路當成睡前儀式來執行也很有效果。我們一整天都是向前走，因此向前走時所用到的肌肉很緊繃。藉由倒著走路可以期待發揮解除肌肉緊繃的效果。

肌肉的收縮與掌管「興奮狀態」的交感神經有關，肌肉的鬆弛則與管理「放鬆機制」的副交感神經有關。藉由小小的逆向動作來放鬆肌肉會比較容易入睡。另外，如果有每天例行的睡眠儀式，就算大腦處在興奮狀態，做完睡眠儀式後就會自然地漸漸入睡。藉由進行例行事項，大腦便會自然處於慣常的狀態。

用來找回身體軸心的翻滾動作

再介紹一個平常不太會做的動作，這種身體運用方式能使姿勢與走路動作變得優美，還能讓心情變得積極正向。

仰躺在地板上伸展手腳，像原木一樣往左右滾動。訣竅在於絕不利用反作用力，而是慢慢地將背部抬離地板，翻轉身體。

參考範本是肌力不足的幼兒翻身的動作。不要迅速翻滾，要慢慢使力翻轉身體。請用回到童年的心情來嘗試。

肌力不足的幼兒只靠軀幹來翻轉身體，代表這個動作能讓我們回憶起自己身體的軸心。這是以「四種姿勢理論」聞名的運動管理師廣戶聰一老師所教的訓練動作，當自己的身體軸心偏移時可以發揮作用。

就算一開始無法順利翻滾，在練習的過程中軀幹也會慢慢動起來。

另外，坐椅子時別把整個身體靠在椅子上。**重點在於保持不用手撐著，**

隨時都能迅速站起身的姿勢緩緩坐下，坐著的期間也保持這個姿勢。試著反覆做兩三次「緩緩站起、緩緩坐下」的動作，就很容易理解這種感覺。應該會感到有股踩踏力量落在腿上。

保持「馬上能站起來的坐姿」似乎很累人，然而其實未必。這樣反而更不容易累，應該還可以改善肩膀僵硬與腰痛的問題。

首先，請在實行七天計畫的期間意識到這一點。然後在連續進行四十九天的期間，時時放在心上，如此就能學會確實運用軀幹的方法。只要懂得運用軀幹，行動時就不會嫌麻煩。**對於大腦來說，「不嫌麻煩」意外地很重要。**因為一絲遲疑的訊號，最終將會塑造出不長進的腦。

試著學習舞蹈、外語或樂器

program

13

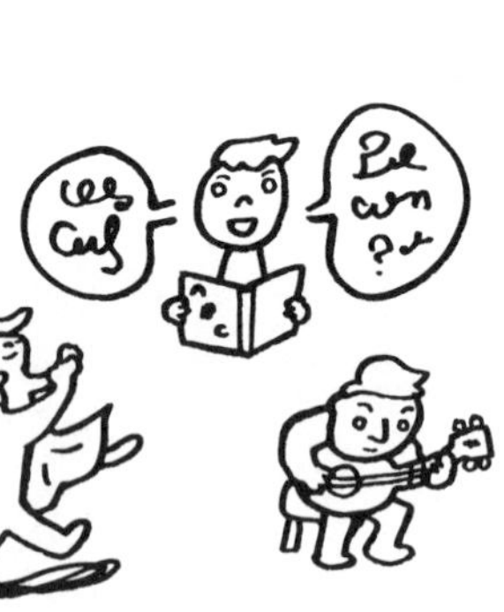

「新體驗」會建立大腦的新迴路

如果想建立全新的大腦神經迴路，請務必嘗試新的體驗。**嘗試自己想做的事當然是最好的選擇，不過我想推薦給各位的是，特別有益大腦的舞蹈、外語和樂器。**

最近給予我腦部刺激的體驗是義大利語課程。因為學生時代被逼著學習英語造成了很大的壓力，所以我選擇輕鬆又能帶來更大刺激的未知語言義大利語。透過語言學習該國的文化與精神也是外語課的有趣之處。

第一次聽到義大利語中用來表達年齡的說法時，我不禁感動不已。「我五十歲」的義大利語是「Ho 50 anni」。Ho相當於英語中have的第一人稱（Ho只有「我」才會使用，光這樣說就能明白是指自己）。直譯為「我有五十年份」。

不可思議的是，使用這個說法令人感到數字（年齡）較大的人是贏家（微笑）。

我試著詢問義大利籍的老師，他也說是這樣沒錯。他說「聽到別人說自己年輕，義大利人也不會像日本人一樣感到開心」。順便一提，義大利語的生日是compleanno（一年完成的日子）。每一年完成一次，這裡有五十年份……能夠對自己的年齡感到自豪的文化，似乎受到年齡說法很大的影響。

只有將眾人的生活與人生連結起來的「語言」，才讓我得以發現這些事，並使大腦深受刺激。**試著與新的語言，亦即新的世界觀相遇吧。**

不必花錢也沒關係。光是聽聽電視與廣播的外語課程，其中的小發現應該就能刺激你的大腦。而且學習與外語相關的小知識，應該也可以替平常的閒聊增色不少。

當然，學習熟悉的英語也可以，不過英語作為考試與升職的工具，往往會使大腦感到有壓力，最好選擇截然不同的語言。從右往左讀的阿拉伯語，看來可以帶來很大的刺激。

與完全未知的語言相遇，使用與平常不同的大腦迴路，說不定就會覺得現在的煩惱根本沒什麼。或許還會冒出新的點子，煩惱也跟著得到解決。

舞蹈對大腦特別有益之處在於以下兩點：仿照腦中印象進行身體運動，以及配合音樂發出訊號控制肌肉的活動。舞蹈也非常適合用來刺激小腦的運動皮層，鍛鍊直覺能力。

對人類而言，在潛意識領域作用的直覺能力十分重要。直覺能力沒有發揮作用的人，運氣會變差。例如明明遇到了對象，卻總是感嘆「沒有好男人（女人）」的女性（男性也一樣）。對異性沒有心動的感覺是直覺能力變遲鈍的證據。在這種情況下正適合學習舞蹈，舞蹈可以強化右腦與左腦的連動，促進小腦活化。

跳舞可以促使誘發幹勁與好奇心的多巴胺，以及打造專注力的去甲腎上腺素同時分泌，讓大腦活動更活躍。另外，盡情地跳舞會使又稱為腦內嗎啡的神經傳導物質腦內啡分泌，因此整個人會充滿幸福感。這就是跳舞被認為有助於改善憂鬱症的緣故。如果藉由跳舞來磨練直覺能力，保持幸福的心情，運氣就會自然而然變好。

此外，持續練舞能夠鍛鍊軀幹、改善姿勢，增加肌肉並促進代謝。女性會練出纖細的小蠻腰、肌膚也會變得光滑，男性則是舉止會變得俐落。最近無論做什麼事都不順的人，我建議可以來練舞。

除了我熱愛的社交舞以外，還有阿根廷探戈、騷莎、街舞、草裙舞、芭蕾等許多舞蹈種類，如果感興趣的話，不妨去參加體驗課程。

演奏樂器也可以使經常悶悶不樂的大腦打起精神。據說人類就算在語言等能力退化之後，感受音樂的能力仍然會一直留到最後。演奏樂器要用到雙手（有時還包括腳），閱讀樂譜、想像音色，試圖演奏出理想中的音樂，整個大腦肯定會因此活化。**演奏樂器時，掌管思考與創造力、被視為大腦最高中樞的前額葉皮質會活躍運作**。另外，由於演奏樂器涉及視覺皮層、聽覺皮層、運動皮層等諸多領域，因此會帶給大腦強烈的刺激。據說還可以鍛練連結左右腦的胼胝體。

除了獨自練習之外，如果再找人一起演奏，腦細胞會更加活化，並不斷進化。最重要的是，演奏音樂與聆聽音樂都能增加大腦的抗壓性。

這裡所列舉的才藝，都是需要使用五感來學習。當然這些並非必要的，不過我建議大家和他人接觸並進行互動。我認為雙向的刺激會使大腦變得敏銳，可以確實感受到大腦不斷在進化。

program

14

打造唯有自己能談論的專長領域

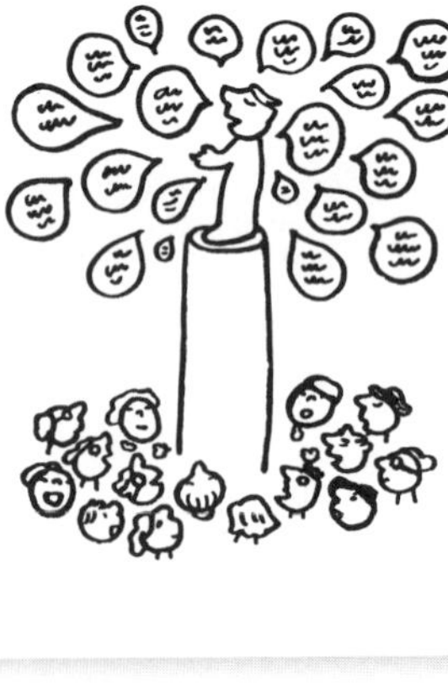

「熱中的事物」會促使大腦活化

你有熱中的事物嗎？

人在接觸到熱中的事物時，大腦會極度活化。另外，擁有熱中的事物，自我意識就不會過度膨脹。因為這種人不會只看自己，他們注意其他者的客觀性迴路很發達。

說著「我想當個出色的職業婦女」或是「我想成為英雄」這種話，把焦點放在自己身上的人其實很脆弱。因為他們活在自己的世界裡，所以當自己遭到否定時，對大腦來說便是世界末日。

不過，抱著「我超喜歡那個」、「我要做出世界上最棒的成品」這種想法的人，即使自己被別人否定也不會在放在心上。他們會心想「我還差得遠呢」，並繼續前進。

因為明白這件事，一般人會對一心一意喜歡某些事物的人另眼相看。

至少擁有一個
讓人忍不住想與你談論的話題

我在專為大學母校學弟妹舉辦的「求職學生激勵會」上演講時，曾問過他們：「你們在面試時都會說什麼？」於是，大家紛紛說出自己為了面試所準備的回答。例如「我喜歡與人往來，所以想從事可以與他人接觸的業務工作」等等。

我給他們的建議是，**「只要一項就好，最好可以徹底鑽研自己喜愛的事物」**。舉例來說，如果愛吃布丁，可以嘗試吃遍便利商店販售的所有布丁。也可以每年看一百部電影、看一千本漫畫。還可以試著搭遍每一條ＪＲ地方線。

我有一位朋友決定「走遍日本所有的島嶼」，每次放假回來後填滿地圖上的一塊空白，就會感到心滿意足。聽她談論未知島嶼的各種事情真的很有趣。和比我小二十五歲的男性汽車迷熱烈地討論「日本混合動力車的未來與各家廠商的可能性」，也令人感到十分興奮與刺激。

至少擁有一項可以和他人談論的話題，也能讓過去完全沒有交集的人產生興趣。可以超越年齡和性別。沒錯，那正是電視節目《Matsuko不知道的世界》中出現的「未知世界」的嚮導。我覺得熱切地談論著自己喜歡、感興趣的事物的人，看起來充滿了活力，非常帥氣。

有一位求職學生接受了我的建議，並在日後向我報告：「我按照您的建議，徹底鑽研自己喜歡的事物，並在面試時談起，結果被嚮往的旅行社錄取了。」當然，我不認為光是這麼做，求職活動就會很順利，不過打造自己擅長的領域還是能成為自己的強項。

而且不只是求職活動。成為一個能和他人進行愉快談話的人，在任何地方都能結下善緣。有人說在商場上，「談生意的空檔間的閒聊」是決定勝負的關鍵。大家可以試著狂熱地鑽研自己喜歡的事物。雖然在實行計畫的七天期間很難達到狂熱的程度，但希望大家可以開始踏上這條漫長的道路。

試著說出口

program

15

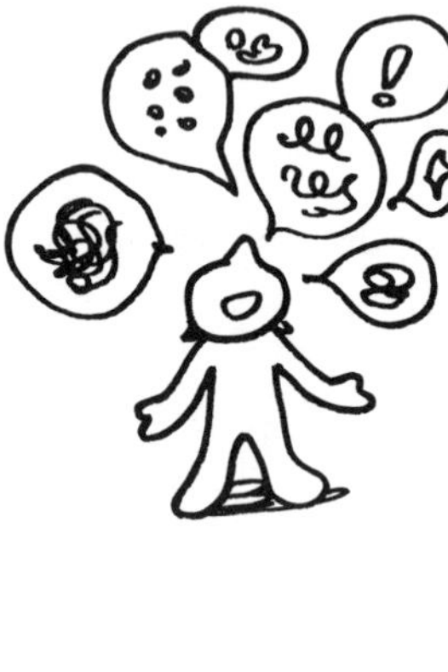

將感覺到的事物說出口，讓大腦變得善於感受

下一個任務是「試著將感覺到的事物說出口」。好吃、高興、快樂、舒服、心情好、悲傷、寂寞、感慨……將這些感受坦率地說出口。

我們的大腦是利用右腦來感覺，並透過左腦來輸出。將心情說出口，需要用到讓左右腦連動的胼胝體來輸出意象。我們是用大腦的同一個部位來構思點子、說出充滿機智的話。

想不出好點子、說不出充滿機智的話，這種人平常大都不會將自己的心情化作言語。

這也關係到戀愛力。為了更容易找到與自己契合的對象，讓訊號通過胼胝體十分重要。覺得「最近都碰不到好男人（女人）」的人，不妨試著進行**把感受具象化的訓練，也就是「將心情說出口」**。

一開始獨自進行就可以了。在吃便利商店的布丁時，一邊試著說：「真好吃～」

說出口的話不只限於讚美。無論是寂寞和悲傷，將自己感覺到的事物說出來。不過，最好避免表達出憤怒與不甘心的情緒，因為那很容易讓大腦連結到取笑他人的意象。重要的是，那些感受要是充滿愛的「寂寞」或「悲傷」。

等到習慣後，不妨試著在他人面前說出口。對方的反應會成為引爆劑，讓通過胼胝體的訊號增加。

別讓想法只停留在想想而已，說出口並確實感受對方的反應很重要。大家面對外人時或許會做到，但是否一回到家就悶不吭聲呢？面對親近的人，更應該把感受到的事物說出口，盡量傳達給他們知道。如此將可確實地得到反饋。

program

16

最終目標是擁抱，緊抱住自己與對方

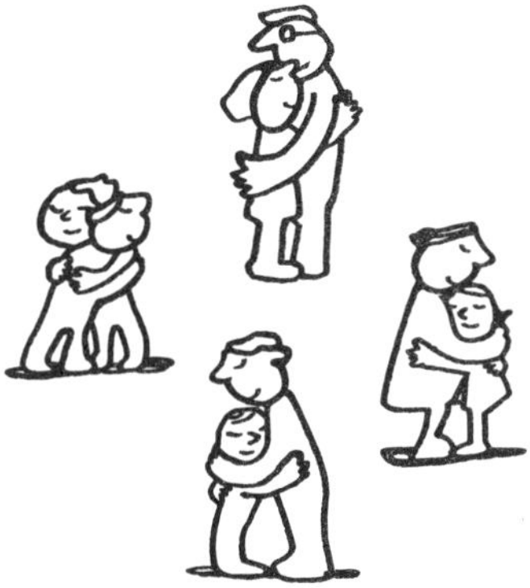

如果學會坦率地說出「我今天過得很開心，謝謝你」，那就太好了。與他人一起度過一段親密的時光，並在最後表達出彼此的感受，內心就會變得溫柔起來，並給彼此一個擁抱。

沒錯，最終的目標就是擁抱。

無論是朋友、親子或夫妻，擁抱都充滿了幸福與溫暖

如果可以的話，**請各位在實行計畫的四十九天期間，嘗試擁抱某個人。當然，擁抱異性可以讓大腦產生強烈的效果，對象不管是另一半或小孩都可以。**

我兒子每次說「我出門了」和「我回來了」的時候，一定會擁抱我。心情好的話，連道早安時也會加上擁抱。彼此抱在一起，臉頰貼著臉頰。他從小開始便一直這麼做，長大成人後依舊會自然地給予我擁抱。從前我得彎下腰擁抱的孩子，如今變成是他得彎下腰來。靠在他厚實的胸膛上，感覺真的

很幸福。

順便一提，我在兒子小時候向他說明：「這是全世界的母子每天都會做的事。」可是到了小學五年級時，他不滿地說：「媽媽，或許全世界的母子都會這麼做，可是台東區不一樣。大家都不這麼做。」儘管如此，我還是回答：「因為全世界的人都這麼做。而你以後是會在世界各地活躍的人。」並強行維持擁抱的習慣直到今天（微笑）。

半年前起，我心血來潮地試著去擁抱丈夫。他真的很不擅長擁抱，下巴常常撞到我，但感覺還不錯。

每當在工作上做出好成績，內心感到很高興時，我也會擁抱顧客。至於跳舞的舞伴，當然每次都會擁抱。明明跳舞時一直緊摟在一起，但道別時的擁抱還是很特別，令人陶醉。

我對娘家年邁的母親也是如此，每次見面與告別之際，我一定會擁抱她，讓她非常高興。在擁抱多年前過世的父親時，他嘆息地說：「感覺真幸福啊～」

我也會擁抱感情很好的姊妹淘。滿懷感情地與她們緊緊相擁。彷彿彼此的心依偎在一起。

不會形成騷擾，正確的擁抱方式

擁抱的方式依男女不同而略有差異。

女性只需要自然地伸出雙臂，靠近對方就可以了。就算對方僵住了，只要溫柔地抱緊他就行了。無論男女都很習慣女性（母親）的懷抱，來自女性的擁抱並不會引發對方強烈的不愉快。

至於男性，則別誇張地伸出手。男性屬於接受擁抱的一方，要緩緩展開雙臂並挺起胸膛，做出歡迎的動作，面帶微笑走向對方。當對方伸出雙手向你靠近時，就把對方摟進懷中，將臉頰貼近。

如果對方沒有和你擁抱的意思，可以轉為只伸出右手的握手動作，如果對方也沒有握手的意願，那就做出「請往這邊走」的手勢，引導對方走向出口。反過來說，只要讓手臂張開的程度，保持在能轉換成握手或領路的動作即可。

不過，如果沒有將胸膛確實地朝向女性，對方就無法投入你的懷中。男性的動作，重點在於自然地挺起胸膛。看到抬頭挺胸的男性，女性會直覺地判斷「他願意接受擁抱」，而自然地投入你的懷中。

另外，如果對方是歐美人，在擁抱時發出親吻聲是一種禮貌。和歐洲人擁抱時，先將單側臉頰貼在一起，發出「啾」的一聲，再換另一側的臉頰，也發出「啾」的一聲，親吻臉頰兩次是正式的禮儀。

在晚宴會場的入口，這種擁抱問候會一再上演數百次。在舞蹈比賽的頒獎儀式上，得獎選手們也會互相稱讚對方的精彩表現，男性之間彼此握手，男性與其他組的女舞者則會親吻臉頰兩次並互相擁抱。

有一對西班牙人與阿根廷人的舞蹈搭檔教我跳阿根廷探戈，每次上課都是從親吻臉頰兩次的擁抱開始。男教練也會擁抱我的舞伴，在男性之間當然也會這麼做。

不過和關係親密的朋友擁抱時，隨性地只親吻臉頰一次也無妨。美國人在正式的場合擁抱時也只親吻臉頰一次，相反的，東歐與俄羅斯人則要親吻臉頰三次（像右左右這樣換邊）。我的烏克蘭朋友的確是這麼做的。而且聽說在俄羅斯的部分地區，第三次的親吻是親嘴唇。就算雙方都是男性也一樣（！）。

如果要到世界各地旅行，懂得擁抱方式的人感覺很帥氣。為了邁向全世界，先找家人來練習擁抱吧。如果擁抱的對象是兒女，這麼告訴他們似乎也不錯。

當他人的手貼在自己背部時，副交感神經會居於主導地位

不過，擁抱不只是一種帥氣的禮儀動作。

當親子、夫妻、朋友彼此溫柔地擁抱，並將手掌貼在對方的肩胛骨上，在腦科學上是一種深度的療癒，會形成兩人的羈絆。

據說人的背部有啟動副交感神經的開關。那是與「幹勁開關」相反的「療癒開關」。

當他人的手貼在自己背部時，位於脊柱附近的交感神經會放鬆，副交感神經則會居於主導地位，讓人放鬆並產生安心感。人們用手撫摸摩娑哭泣者的背部是有意義的。

有實驗結果顯示，先故意給予孩子壓力，再讓母親擁抱孩子，這時孩子的體內會分泌減輕壓力的荷爾蒙催產素。除此之外，還會分泌幸福荷爾蒙的血清素與β腦內啡、提升快樂與幹勁的多巴胺。**只要別人緊緊地抱住自己就能減輕壓力，可以讓人產生幸福感的擁抱具有絕佳的效果。**

首先試著和家人擁抱，如果獨自生活就找朋友擁抱。不妨在姊妹淘聚會結束時，試著彼此緊緊相擁，互道告別（如果是處於曖昧期的兩人互相擁抱，說不定可以一口氣加深關係！）。

掌心的溫度分布與一個人的大腦活性狀態是互相連結的。這代表從掌心的情況可以瞭解一個人的大腦狀態。從對方貼在自己背部的手掌觸感，可以接收到許多資訊。試著透過擁抱來互相傳達用對話無法傳達的事情吧。

而且不可思議的是，明明緊緊擁抱著對方，感覺卻像同時緊緊抱著自己一樣。在擁抱他人時會喜歡上對方，同時也會喜歡上自己。這是為什麼呢？也許是因為對方珍惜自己的情感透過擁抱傳遞出來，使大腦中的自我存在感獲得了提升。

兒子貼心的深深擁抱、丈夫笨拙的擁抱、舞伴令人愉悅的瀟灑擁抱、觸及年邁父母靈魂的擁抱、姊妹淘之間滿懷情感的擁抱。生活中充滿了擁抱，我真的很幸福。

多多與他人擁抱吧。

如果在四十九天計畫結束後，大家已經成為能夠自然擁抱他人的人，今後的人生應該會產生巨大的轉變。敬請各位期待往後的人生。

結語

大腦比任何人都清楚你所做的事

寫了該如何脫離不長進的腦的方法，（事到如今）我卻搞不懂不長進的腦真有那麼糟糕嗎？

就算表現不好、頭腦不靈光，只要能認同並愛著這樣的自己，應該也無妨。

當然，只要確實執行七天計畫，一定會感到世界變得更有趣。因為負面迴路變得不容易產生作用，腦中湧現了好奇心與幹勁的緣故。

這是非常美好的感覺，希望大家務必實行並完成七天計畫。

只不過，你想要脫離現在的自己，不就代表你無法愛現在的自己嗎？只要頭腦變清晰就能夠愛自己嗎？你真的這麼認為嗎？

很遺憾，我並不這麼認為。

只要揭示自己的理想並達成它，就能夠愛自己，這麼想的人其實並未抵達終點。他們會一直在意那些比自己更優秀的人，心中總是充滿了渴望。

唯有徹底地愛著他人，才能夠補足愛。

大腦比任何人都清楚自己所做的事。當自己連同缺點一起深愛著某個人時，大腦也會認為這就是世間的樣貌。

如果想要喜歡上自己，只要去愛某個不中用的人就行了。「如果這樣的話我就愛他」，別設定任何條件，接納對方的缺點並愛著他。完全不要期望對方會愛上自己。

這麼一來，你就會發現這個世上充滿了愛。而且會在不經意間發覺，真實的自己是如此可愛。

我想在最後告訴大家這件事。

是我的父親教我認識到這一點。

大概是在我十歲的時候。有一天傍晚，我和母親大吵了一架。不管怎麼想，都是我比較有理。證據就是，母親試圖以哭泣來矇混過去。她的反應讓我覺得很卑鄙，因此非常憤慨。

此時，父親回來了。我把事情的經過告訴他，深信他一定會站在我這一邊。

然而，對於滔滔不絕地說著來龍去脈的我，父親嚴厲地說：「我不知道誰對誰錯。可是，既然妳惹媽媽哭了，那就是妳的錯。妳要好好記住。這個家是讓媽媽過著幸福生活的家。光是讓她不幸福這點，妳就輸了。」

當時我很震驚。那是一種意外又暢快的震驚感。

父親完全地尊重母親，對於做女兒的我來說，這實在是一件值得慶幸的事。拜這次經驗所賜，我從此對男性抱持著莫名的信賴感。這件事讓我深信，男人只要決定去愛，就不會一一去評斷對方。

男人只要選擇對方為妻，就不會一一衡量那個女人是否正確、是否幫得上自己。而是當成自己的一部分，持續對妻子懷抱著淡淡的愛戀。就像人不會讚美自己的右腳一樣，男人也不會一有什麼事就讚美妻子。就像人不會感謝自己的右腳一樣，男人也不會一有什麼事就感謝妻子。儘管如此，他們卻對妻子無比地尊重與愛戀。

如果父親輕視母親、說她的壞話或抱怨她，我說不定會很在意父親的評價，變成搶著討他歡心的討人厭女兒。長此以往下來，我說不定會變得很在意周遭的評價，不只情人，甚至還會拚命想討好上司與客戶。說不定會對丈夫抱著不必要的懷疑。

多虧父親完全地尊重母親，我才得以擺脫這種詛咒得到自由。

看著這樣的雙親，我才能無條件地相信「妻子是受到丈夫深愛的人」。所以，就算丈夫沒特別為我做些什麼，我的心中也會認為「其實他很想為我做點事」，覺得「他有心珍惜我」（微笑）。

或是我很喜歡的異性朋友。我們之間沒有性方面的關係，但可以感受到寬宏的人類愛。有一些只屬於我們彼此間共享的對話，如果我死了，他一定會哭吧。這麼一想，我就覺得他好可憐，打從心底想著自己不能輕易死去。

自從學會這樣思考之後，我覺得世界變得好可愛，也變得喜歡上自己。

因為我相信，說不定會有人暗中想著：「要是我死了，伊保子女士就太可憐了，我不能死。」

深愛著某個人，便能相信自己正受到某個人所愛，而懷抱滿心溫柔與愛意的人，則不會懷疑周遭的人。如果你對別人怎麼看待自己、是否喜歡自己、是否愛著自己感到痛苦不安，那自己主動去愛就行了。就算一再遭到背叛也持續不變地愛下去，如此你就會明白，這世上存在著一再遭到背叛也持續不變的愛。

相反的，抱著「無論我做什麼，你都不會背叛我」的心態，即使再怎麼試探對方，也得不到愛。懷有欲望的人是得不到愛與金錢的。之所以缺乏自信，是因為自己拘泥於眼前的利益得失，無法從中跳脫出來。大腦既不相信自己，也不相信他人。

至於工作也一樣。企圖以眼前的事物謀利，便無法完成重大工作，不拘泥於眼前的利益得失，抱持「沒關係，我來」的心態，自然會接到重大工作。處處斤斤計較、考慮個人得失，是無法獲得愛和金錢的。

如果明明已經擺脫不長進的腦，卻還是得不到滿足，在尋找其他的指南書之前，嘗試奉獻不求回報的愛吧。

但願達成七天計畫的你，腦中充滿了愛。

我打從心底祈禱。

二〇一六年八月，寫於心愛的人誕生的日子

黑川伊保子

黑川伊保子

1959年生於日本長野縣。人工智慧研究者／腦科學評論家。畢業於奈良女子大學理學院物理學系。曾在富士通社會科學實驗室從事人工智慧（AI）的研究開發，之後任職諮詢顧問公司、民間研究所，於2003年成立感性Research股份有限公司，就任代表董事。開發出集腦功能理論與AI於大成的語感分析法，其所提出的感性分析為市場行銷領域開拓了新的境地。以輕快的語調受到好評，一年舉辦一百餘場演講和研討會。著有《戀愛腦》、《夫婦腦》、《家族腦》（以上書名為暫譯，新潮文庫），《日語為何如此優美》（暫譯，集英社新書），《培育「幸福腦」！讓孩子發揮能力的4項原則》（暫譯，講談社），《發怒的女人 學不乖的男人——男女的腦科學》（暫譯，筑摩新書），中文譯作則有《英雄之書》（時報出版）等等。

【日文版工作人員】
編輯協力　坂口ちづ
內文插畫　大高郁子

GUZUGUZUNO WO KIPPARI NAOSU! JINSEI WO KAERU NANOKAKAN PROGRAM
by Ihoko Kurokawa

First published in Japan in 2016 by SHUEISHA Inc., Tokyo.
Complex Chinese translation rights in Taiwan, Hong Kong and Macau
Arranged by Shueisha Inc., Tokyo through TOHAN CORPORATION, TOKYO.

幫大腦重開機！
終結工作沒效率、做事愛拖延的16個關鍵習慣

2018年3月1日初版第一刷發行

著　　者　黑川伊保子
譯　　者　鄭翠婷
副 主 編　陳正芳
發 行 人　齋木祥行
發 行 所　台灣東販股份有限公司
＜地址＞台北市南京東路4段130號2F-1
＜電話＞(02)2577-8878
＜傳真＞(02)2577-8896
＜網址＞http://www.tohan.com.tw
郵撥帳號　1405049-4
法律顧問　蕭雄淋律師
總 經 銷　聯合發行股份有限公司
＜電話＞(02)2917-8022
香港總代理　萬里機構出版有限公司
＜電話＞2564-7511
＜傳真＞2565-5539

TOHAN

國家圖書館出版品預行編目資料

終結工作沒效率、做事愛拖延的16個關鍵習慣：幫大腦重開機！/ 黑川伊保子著；鄭翠婷譯. -- 初版. -- 臺北市：臺灣東販，2018.03
202面；14.7×21公分
譯自：「ぐずぐず脳」をきっぱり治す！人生を変える７日間プログラム
ISBN 978-986-475-599-8（平裝）

1. 健腦法 2. 生活指導

411.19　　106025232